神経心理学コレクション

シリーズ編集
山鳥 重
彦坂 興秀
河村 満
田邉 敬貴

トーク 認知症
臨床と病理

小阪 憲司
横浜市立大学名誉教授

田邉 敬貴
元愛媛大学教授・脳とこころの医学

医学書院

トーク 認知症―臨床と病理〈神経心理学コレクション〉				
発　行	2007 年 5 月 15 日　第 1 版第 1 刷Ⓒ			
	2009 年 12 月 1 日　第 1 版第 4 刷			
著　者	小阪憲司・田邉敬貴			
発行者	株式会社　医学書院			
	代表取締役　金原　優			
	〒113-8719　東京都文京区本郷 1-28-23			
	電話　03-3817-5600（社内案内）			
印刷・製本　三美印刷				

本書の複製権・翻訳権・上映権・譲渡権・公衆送信権（送信可能化権を含む）
は㈱医学書院が保有します．

ISBN 978-4-260-00336-0　Y3500

JCOPY 〈㈳出版者著作権管理機構　委託出版物〉
本書の無断複写は著作権法上での例外を除き禁じられています．
複写される場合は，そのつど事前に，㈳出版者著作権管理機構
（電話 03-3513-6969，FAX 03-3513-6979，info@jcopy.or.jp）の
許諾を得てください．

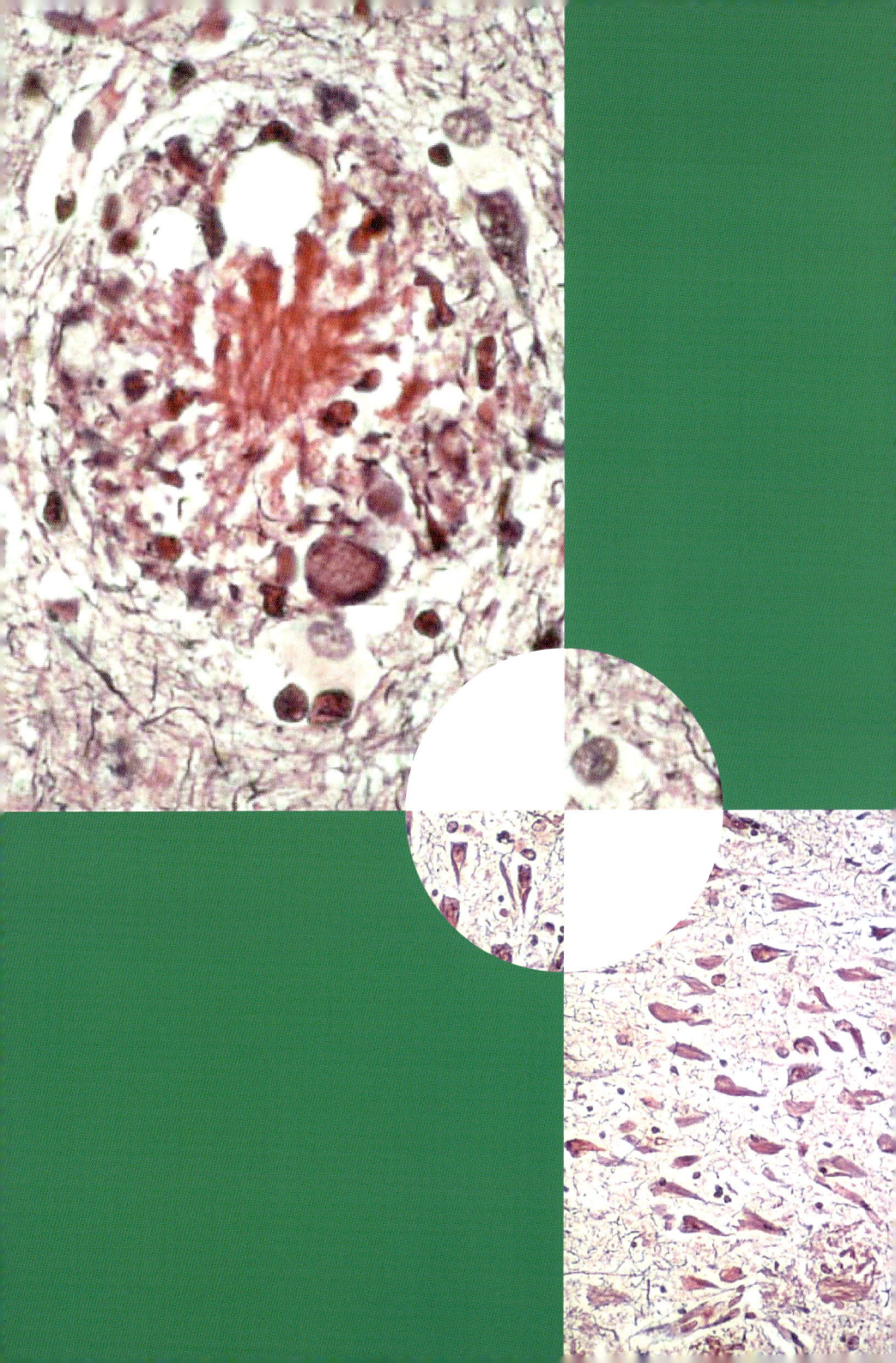

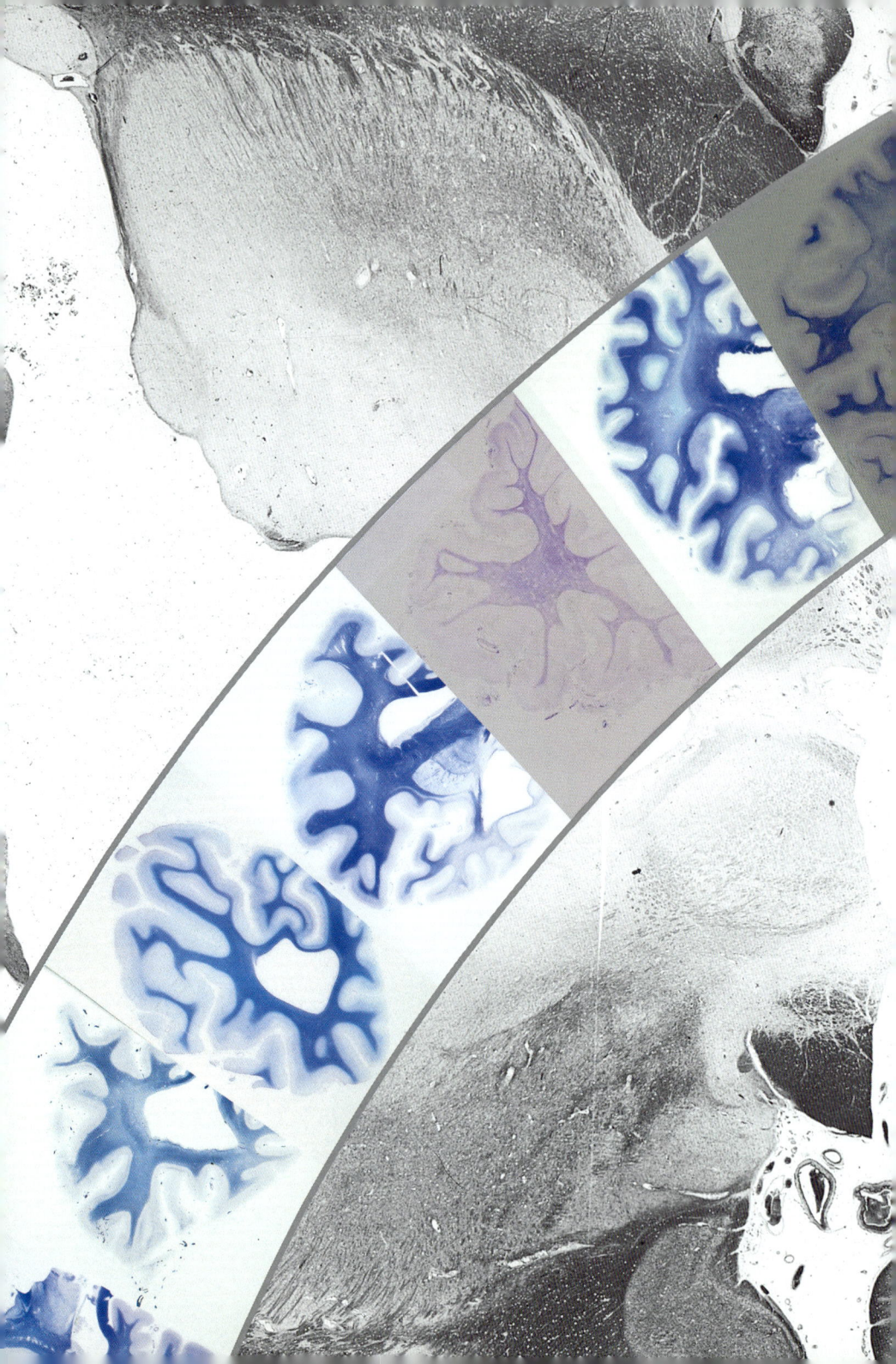

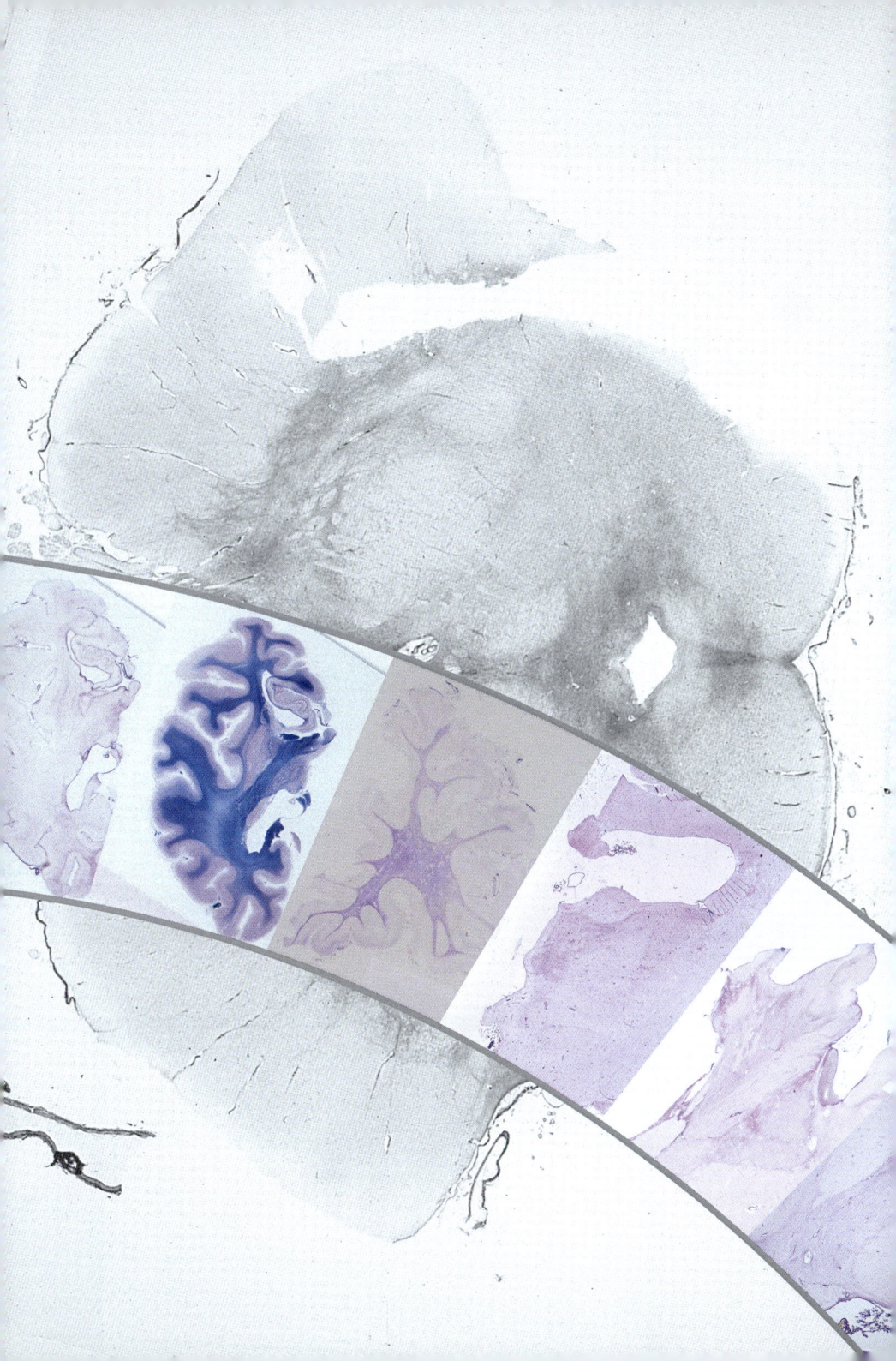

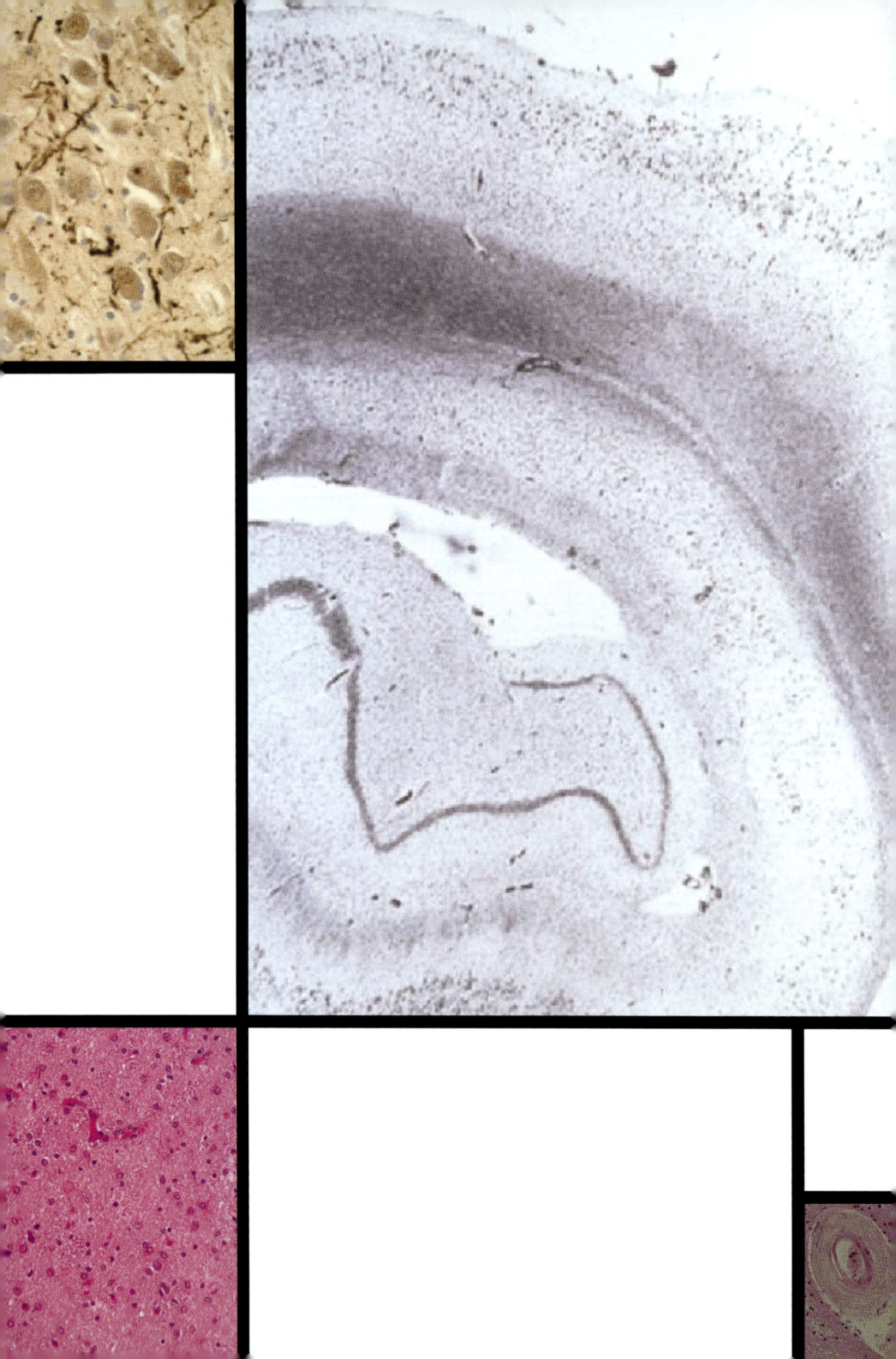

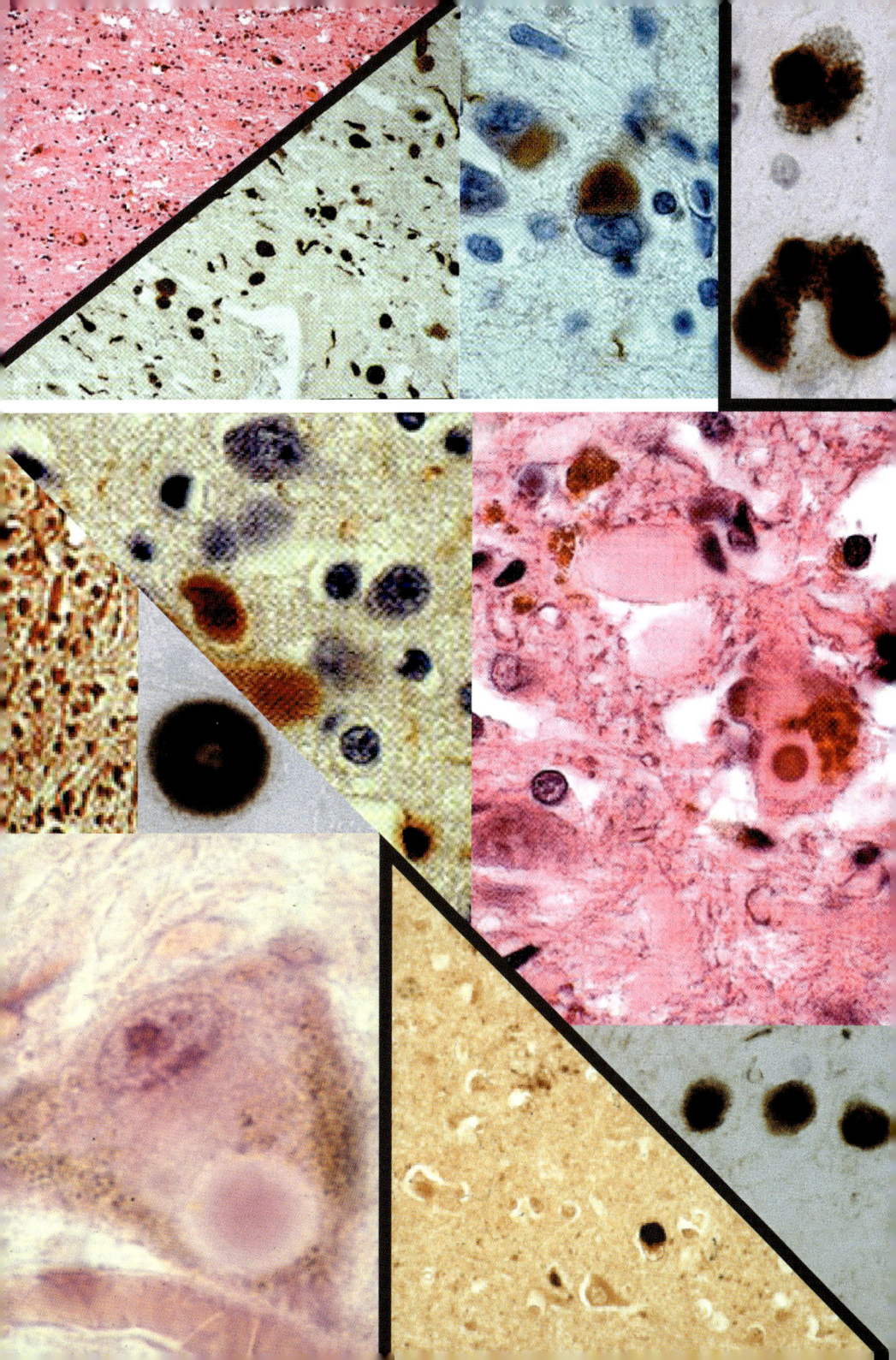

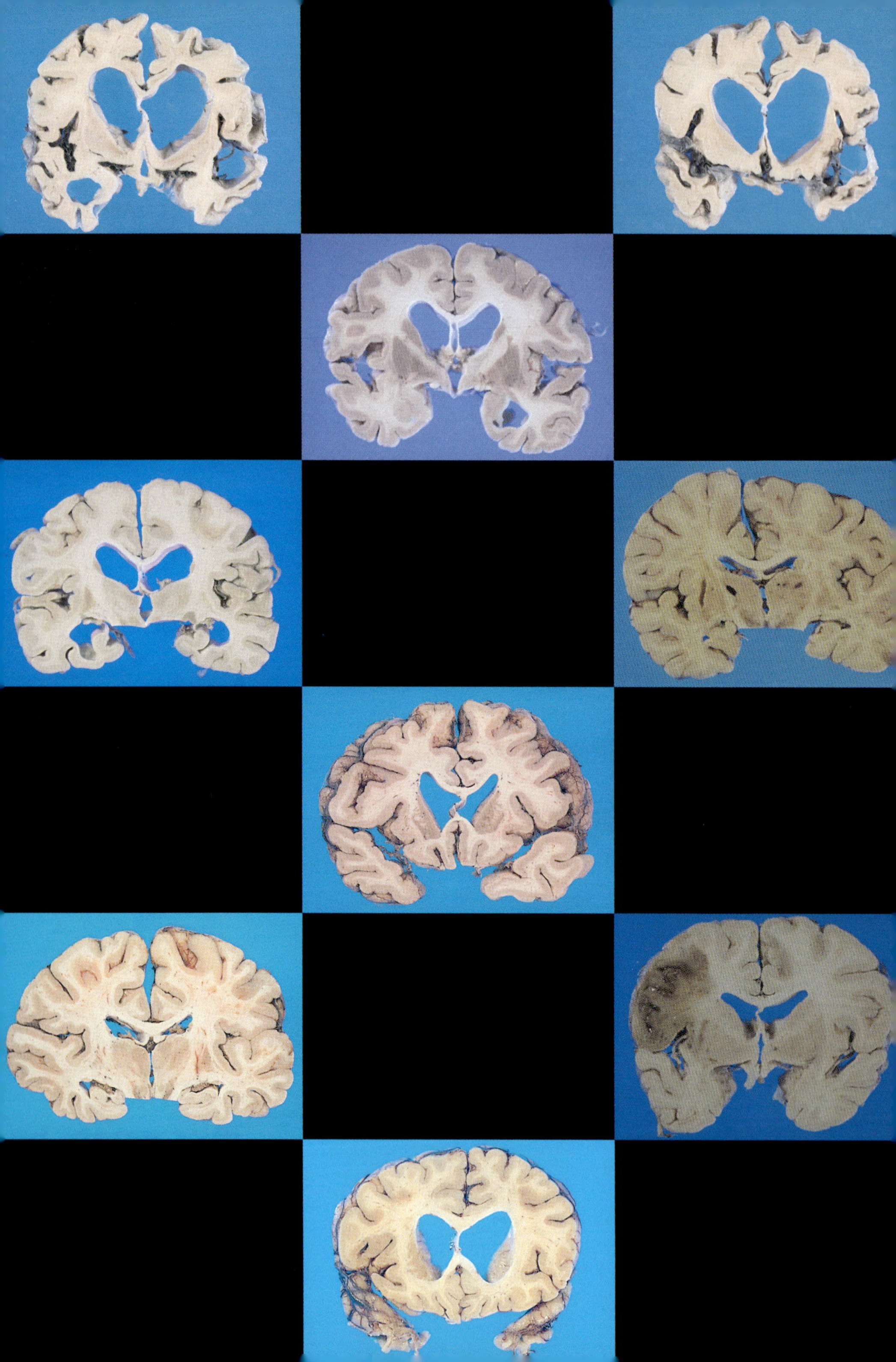

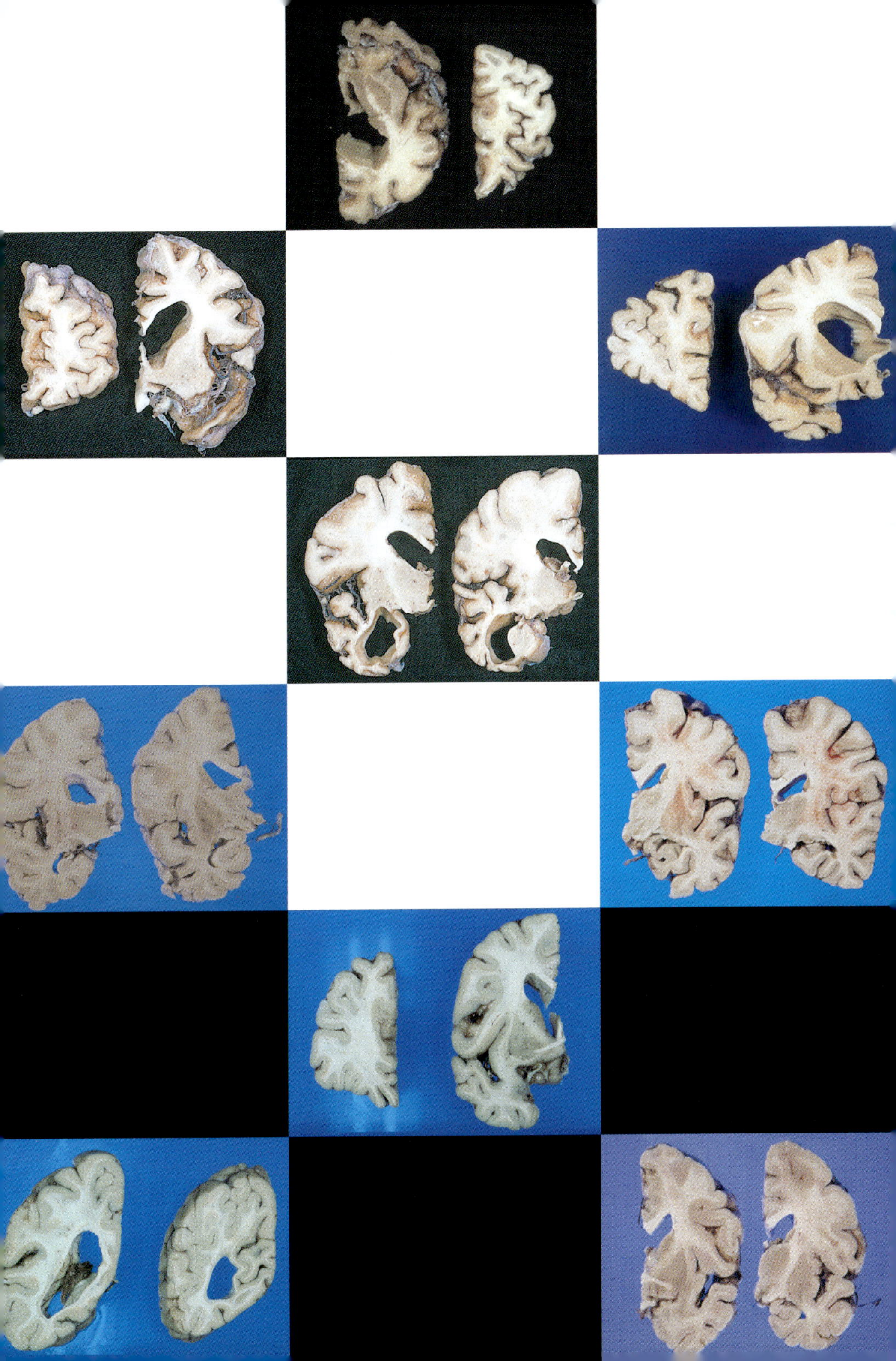

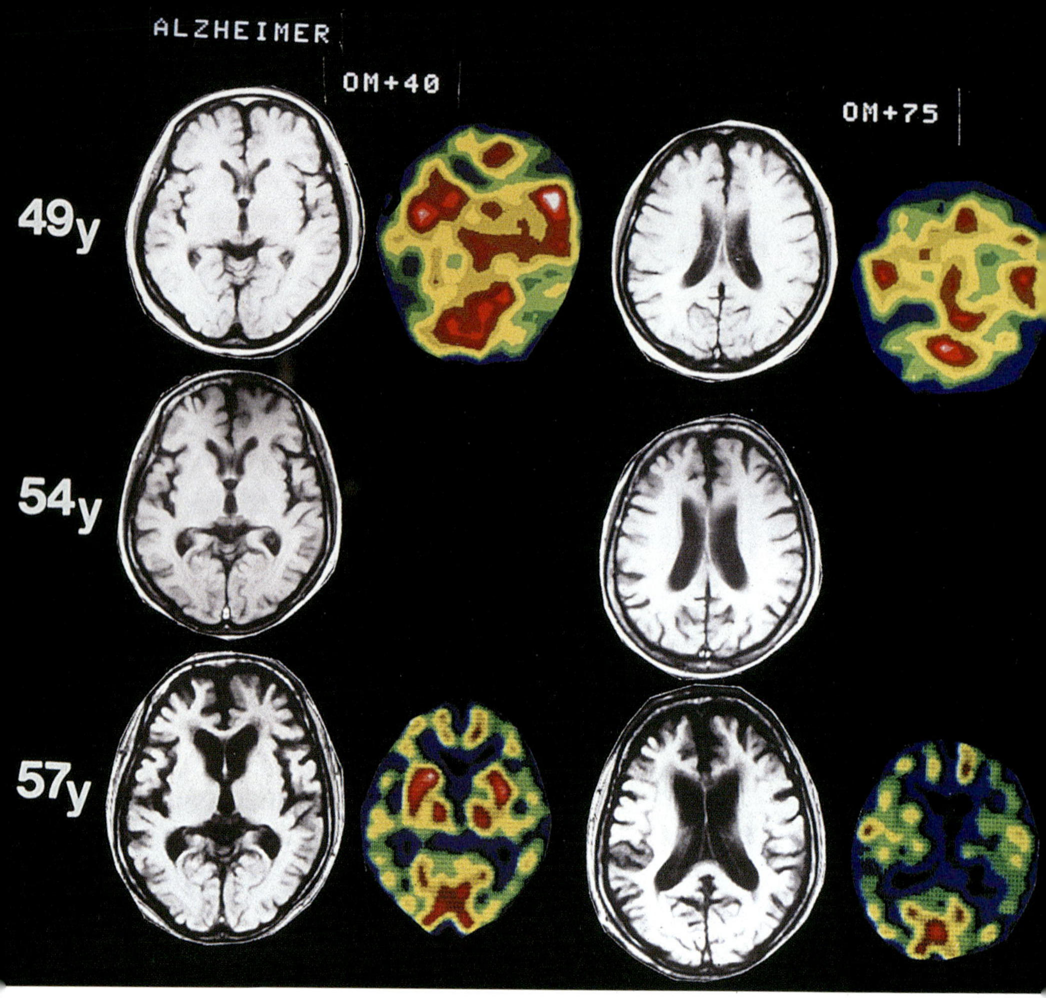

ALZHEIMER

OM+40 OM+75

49y

54y

57y

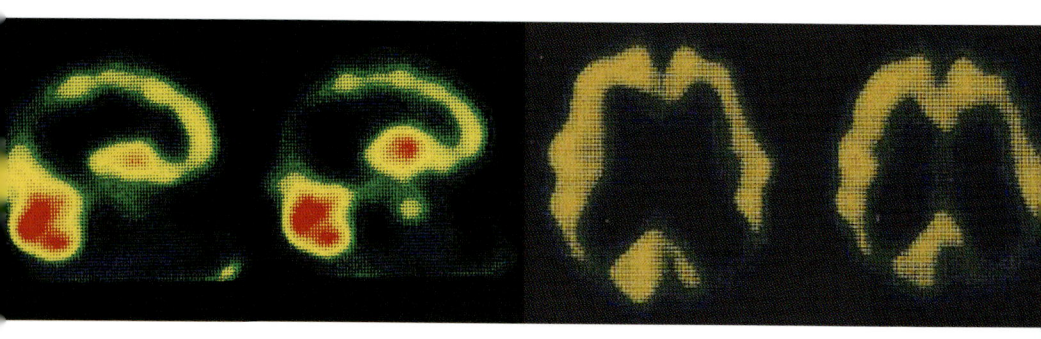

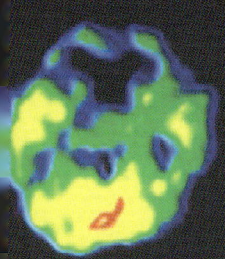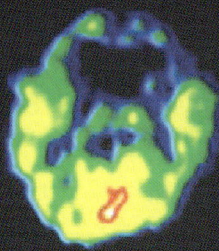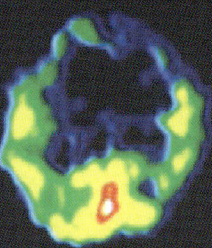
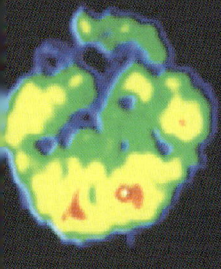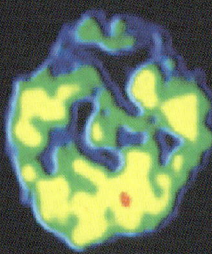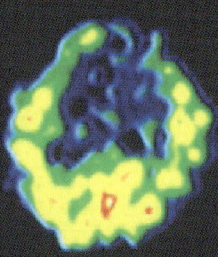

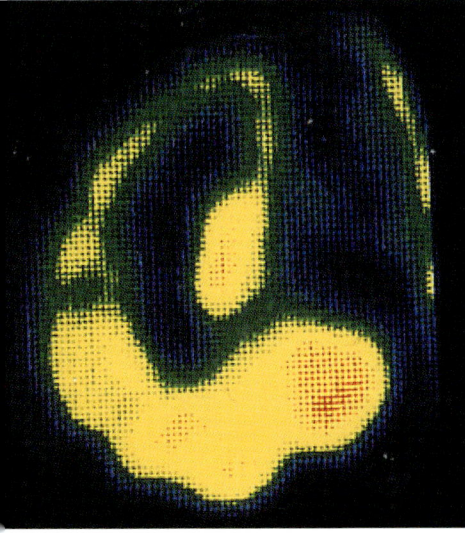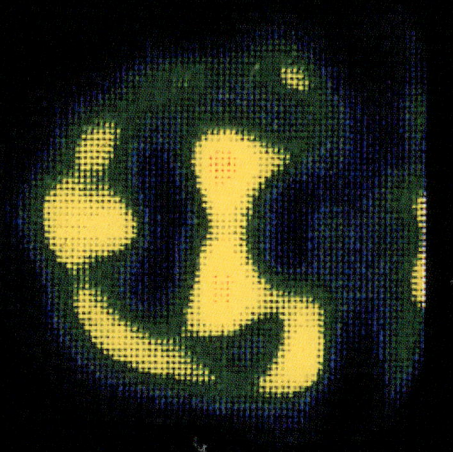

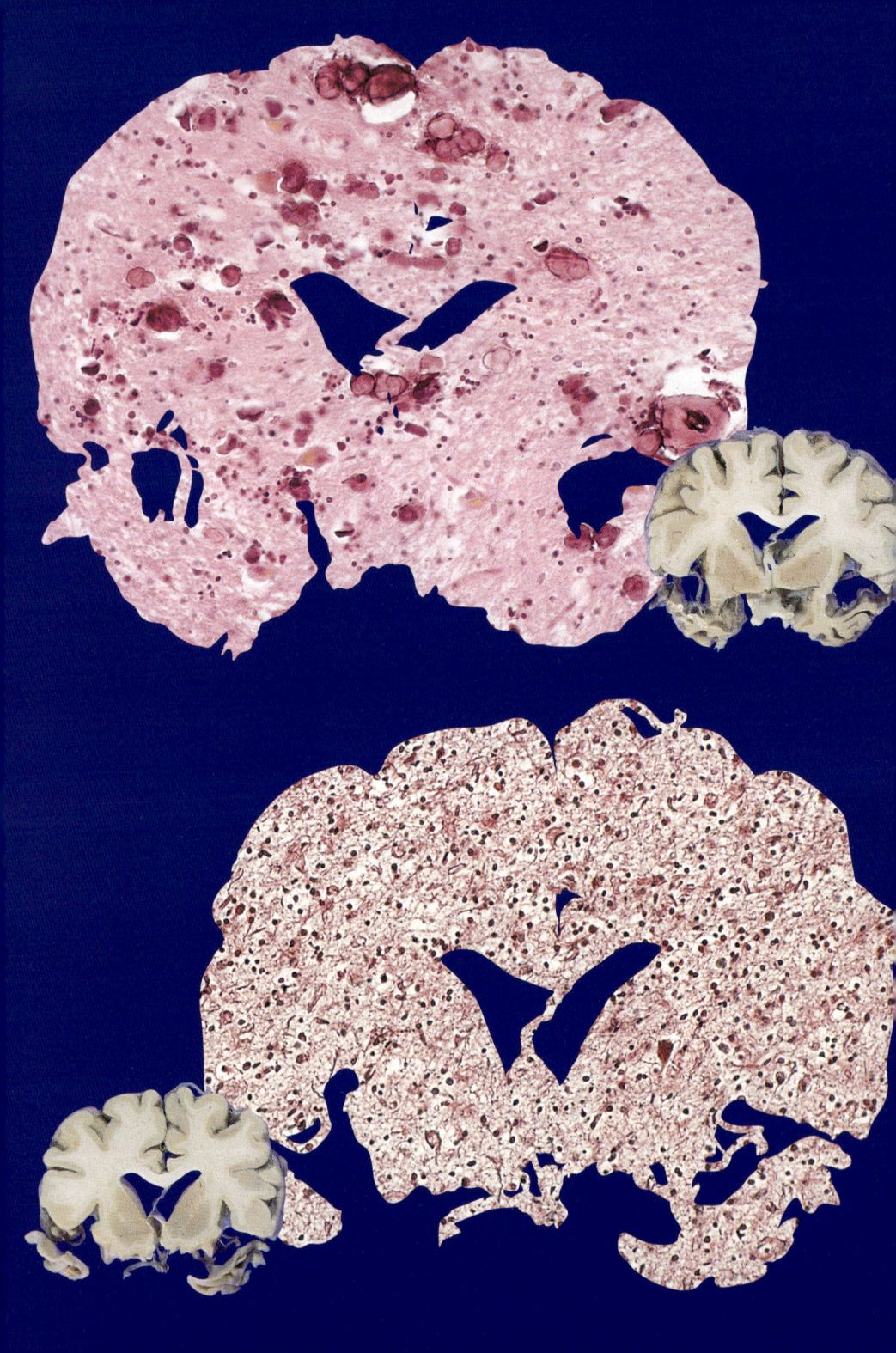

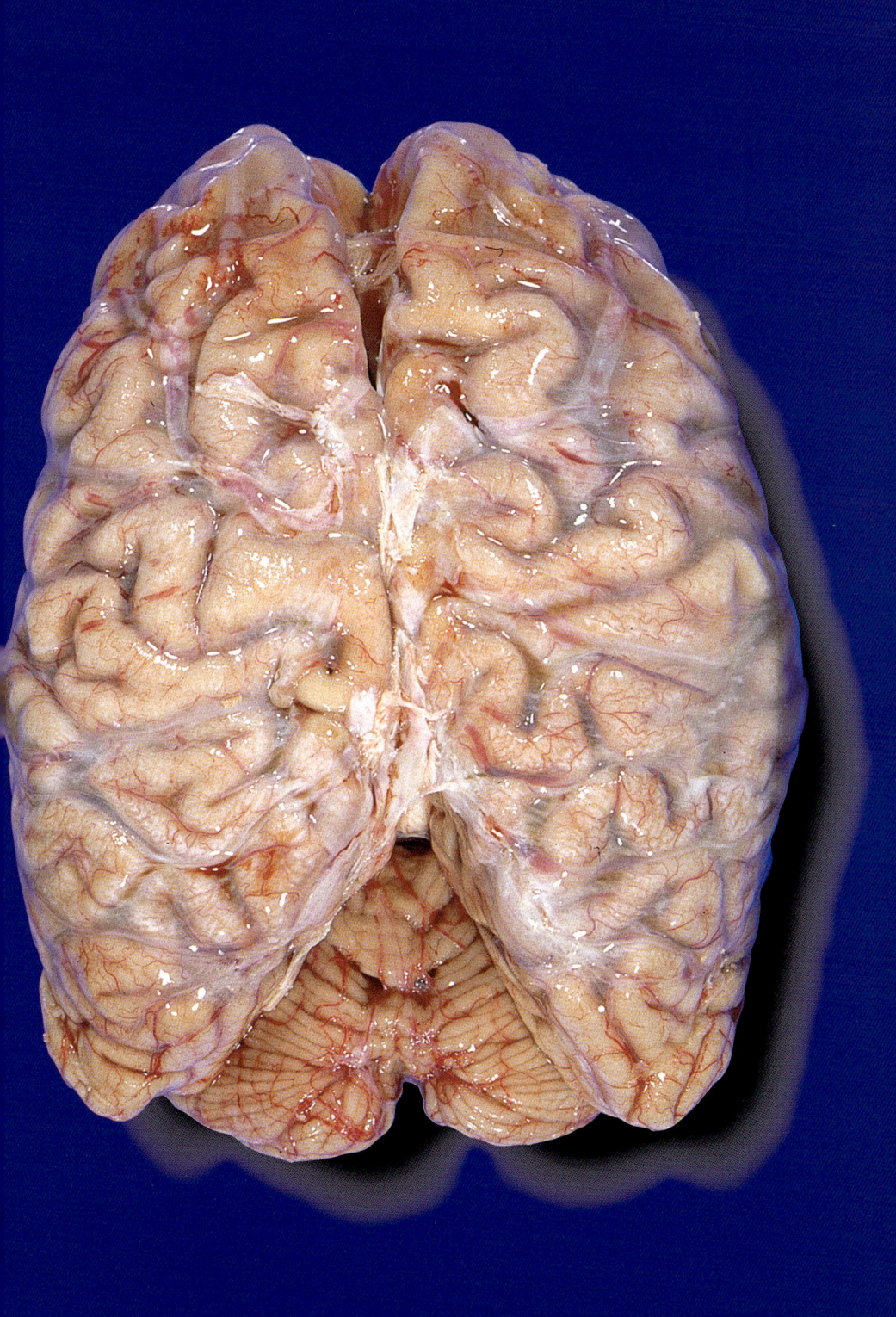

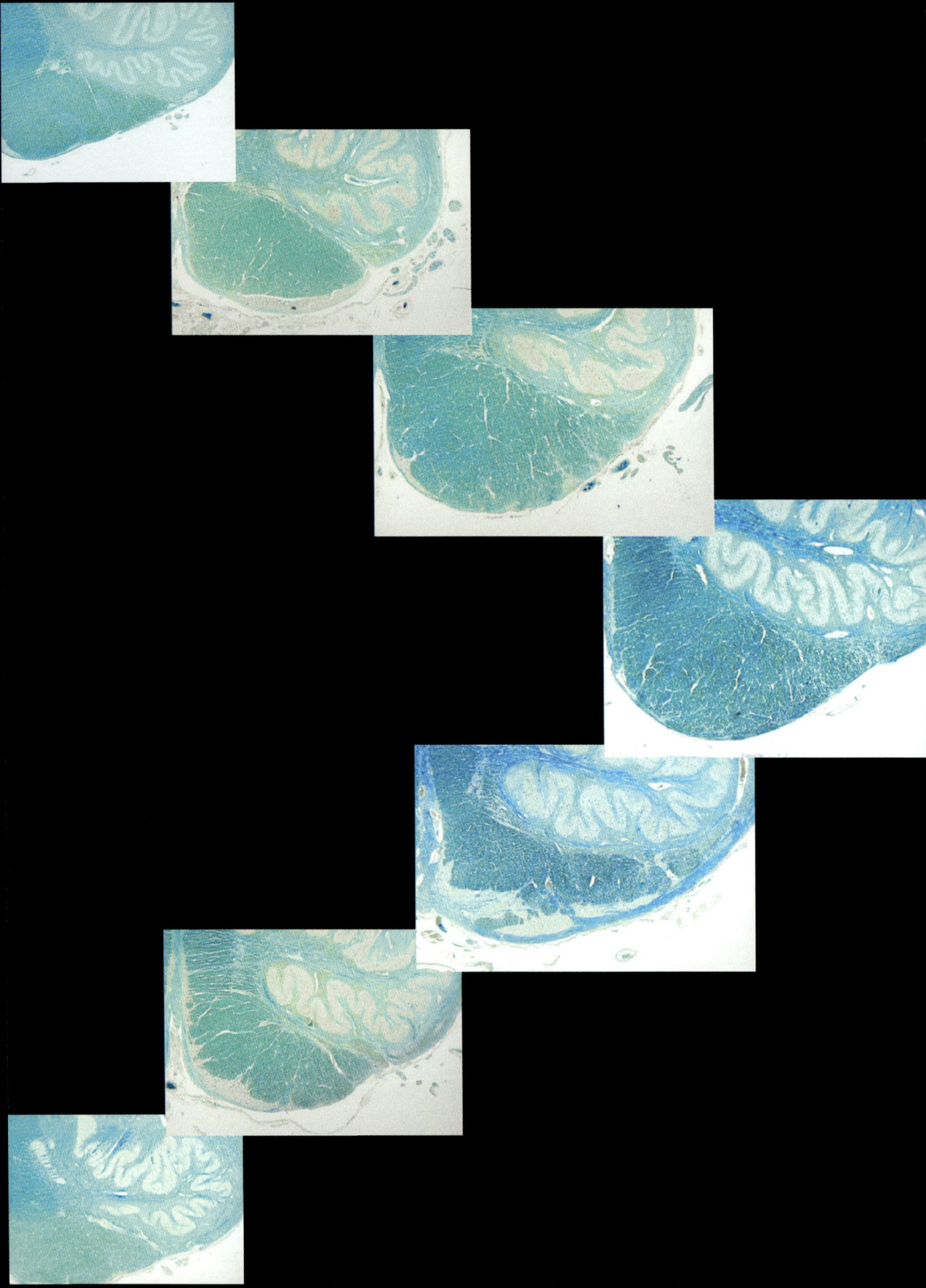

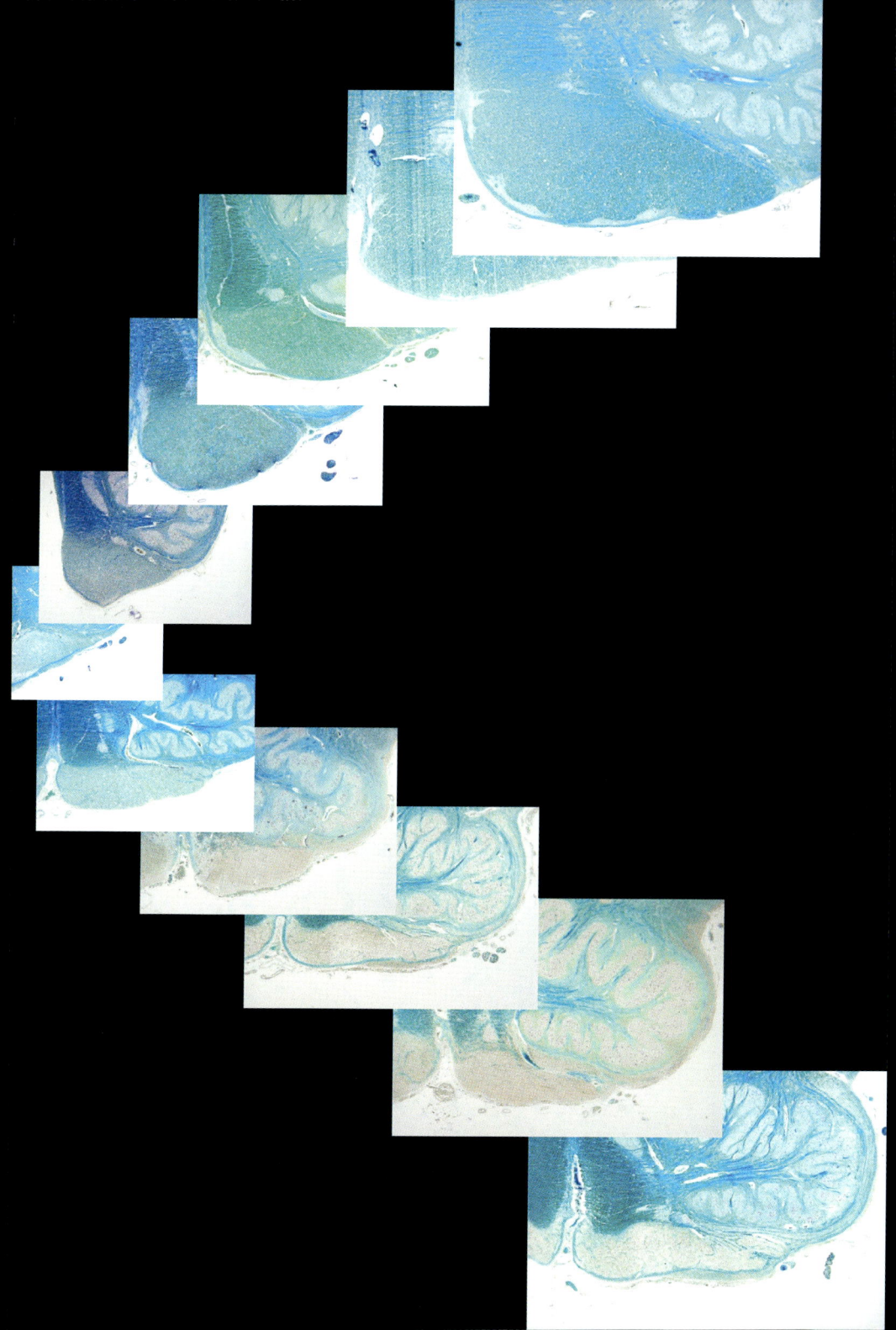

目次

口絵 ……………………………………………………………………… Ⅲ
序 ………………………………………………………………………… XVII

第1章　アルツハイマー型認知症 …………………………………… 1

1．はじめに ……………………………………………………………… 2
　A．アルツハイマー型認知症の分類 ……………………………… 2
　B．アルツハイマー病最初の症例 ………………………………… 3
　C．アルツハイマー病と「老年痴呆」 …………………………… 3
　D．「アルツハイマー化」 ………………………………………… 4
　E．アルツハイマー型認知症の臨床病期分類 …………………… 5
2．アルツハイマー型老年認知症 ……………………………………… 6
　A．作話傾向と取り繕いの兆候 …………………………………… 6
　B．仮性対話と仮性作業 …………………………………………… 7
　C．視空間認知の障害 ……………………………………………… 7
　D．アルツハイマー型老年認知症のCT像 ……………………… 9
　E．MRI像とSPECT像 …………………………………………… 9
　F．さまざまな診断基準と適用 ……………………………………12
　G．軽度認知障害（mild cognitive impairment；MCI） …………19
　H．アルツハイマー型認知症の病理 ………………………………22
3．非定型のアルツハイマー病剖検例 …………………………………33
　A．緩徐進行性失語を示した例 ……………………………………33
4．神経病理学の重要性 …………………………………………………41
　A．画像診断の盲点 …………………………………………………41

  B．病理にとって必要な臨床 ……………………………………42
5．前頭葉症状が目立つアルツハイマー病例 ……………………………44
  A．自発性の低下 …………………………………………………44
  B．前頭葉穹窿面の萎縮 …………………………………………46
6．ピック病様の前頭側頭葉萎縮が目立つアルツハイマー病例 ………48
  A．セリフを覚えられない女優 …………………………………48
  B．語間代の出現 …………………………………………………48
  C．ピック病を疑う ………………………………………………49
7．posterior cortical atrophy を示した症例 ……………………………52
  A．バリント症候群とゲルストマン症候群 ……………………52
  B．posterior cortical atrophy …………………………………54
8．側脳室の後角に著明な拡大があった
  アルツハイマー型老年認知症の症例 …………………………………55
  A．被害妄想 ………………………………………………………55
  B．late paraphrenia ……………………………………………56
  C．相貌失認の出現 ………………………………………………60

第2章　非アルツハイマー型変性認知症 ……………………………65

1．レビー小体型認知症(DLB) ……………………………………………67
  A．びまん性新皮質型のレビー小体型認知症症例 ……………68
  B．レビー小体型認知症の診断基準 ……………………………71
  C．レビー小体型認知症のアルツハイマー型症例 ……………77
  D．通常型と純粋型 ………………………………………………78
  E．純粋型症例 ……………………………………………………79
  F．大脳型症例 ……………………………………………………81
  G．15歳の症例 ……………………………………………………87
2．神経原線維変化型認知症 ………………………………………………92
  A．DNTC の症例 …………………………………………………92
  B．LNTD の症例 …………………………………………………100

3．前頭側頭型認知症 ……………………………………………106
　A．ピック病 ……………………………………………………106
　B．前頭型ピック病 ……………………………………………112
　C．非定型ピック病 ……………………………………………116
　D．進行性皮質下性グリオーシス ……………………………127
　E．運動ニューロン疾患を伴う初老期認知症 ………………131
4．FTDP-17 ………………………………………………………140
　A．タウ遺伝子の変異 …………………………………………141
　B．エクソン10変異の症例 ……………………………………142
5．グリアタングル型認知症 ……………………………………150
　A．CBDとPSP …………………………………………………150
　B．皮質基底核変性症の症例 …………………………………150
　C．PSP症例 ……………………………………………………156
6．ハンチントン病，視床変性症例など ………………………164
　A．ハンチントン病 ……………………………………………164
　B．視床変性症 …………………………………………………170

第3章　脳血管性認知症 ……………………………………175

1．梗塞性認知症(1) ………………………………………………177
2．梗塞性認知症(2) ………………………………………………179
3．ビンスワンガー型認知症 ……………………………………182
4．臨床が大事 ……………………………………………………186

索引 …………………………………………………………………190

コラム　Dr. Kosaka's eye

1. 老年痴呆 ……………………………………………………………… 4
2. 軽度認知障害（MCI）………………………………………………20
3. レビー小体病 …………………………………………………………67
4. ピック病の歴史 ……………………………………………………117

コラム　田邉教授の世界漫遊記

1. world federation of neurology：
   research group on aphasia cognitive disorders 印象記 ……………29
2. notes on frontotemporal dementia and
   Pick's disease conference ……………………………………………60
3. semantic dementia and Dr. Pick ……………………………………91
4. 語義失語 ……………………………………………………………139
5. 5th international conference on
   fronttemporal dementias……………………………………………147
6. Arnold Pick …………………………………………………………162

表紙デザイン並びに扉イラスト　木村政司

第 1 章
アルツハイマー型認知症

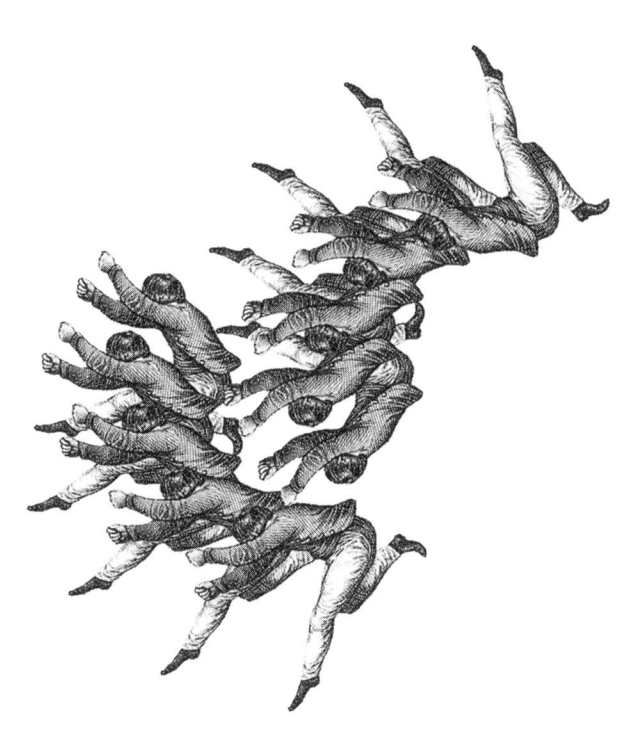

1. はじめに

A．アルツハイマー型認知症の分類

　田邉　今日は先生に認知症についていろいろおうかがいします。一学徒として講義を拝聴したく思います。

　小阪　アルツハイマー型認知症から始めましょう。この名称については，アルツハイマー病と最近はまとめていう場合もありますが，日本ではアルツハイマー型認知症という用語を使います。

　もともとこの病気はアルツハイマー病という初老期のものと，老年期に起こるアルツハイマー型老年認知症（最初は「老年痴呆」といっていて，後にこれがアルツハイマー型老年認知症と呼ばれるようになりました）と区別されていましたが，1970年代から両方を含めてアルツハイマー型認知症と呼ばれるようになったので，アルツハイマー病とアルツハイマー型老年認知症を臨床的にも病理学的にも一応区別する立場でお話をします。しかし，病気そのものは同じなので，アルツハイマー型認知症とまとめてもいいし，広い意味でのアルツハイマー病と呼んでもかまいません。欧米の文献では最近はアルツハイマー病 Alzheimer's disease と呼ぶことが多いようですね。一応ここではアルツハイマー型認知症という用語を使っていきます。

B．アルツハイマー病最初の症例

　小阪　アルツハイマー病は，もともと Alois Alzheimer がミュンヘンのドイツ精神医学研究所にいるときに報告したものです。Kraepelin が作った研究所です。Alzheimer の最初の報告は 1905 年のドイツ精神医学会での発表です。チュービンゲンで行われました。これが抄録として出たのは 1906 年です。

　この Alzheimer の症例は 51 歳の女性ですから初老期の患者です。最初は夫に対する嫉妬妄想で始まりました。精神症状で始まり，そのうちだんだんと記憶減退が進み失見当識という認知症症状が加わって，そこにときどきせん妄状態が加わり，認知症が進行しました。最後は失行や失認の大脳巣症状が加わって寝たきりになって 4 年半の経過で亡くなりました。Alzheimer が脳の病理を見て，今まで全く報告がない新しい疾患だと強調して発表したのが，この症例です。

C．アルツハイマー病と「老年痴呆」

　小阪　このアルツハイマー病そのものはその後，1910 年に Kraepelin によってアルツハイマー病という名前がつけられたのですが，その当時からこのアルツハイマー病と，少し前から知られていた 'senile Demenz' は同じではないかという意見がありました。しかし Alzheimer 自身は一応区別するという立場をとっていました。当時から両者は病理像が似ているから同じではないかという考え方もありましたが，一応両者は区別されていました。1970 年代にアメリカを中心に両者は同じ病気ということで統一されるようになりました。

　田邉　Alzheimer の時代にアルツハイマー病と 'senile Demenz' を分け

た理由は年齢的なことでしょうか．

　小阪　年齢もあるのですが，臨床像も違うし，病理像も違うという両面から区別されていました．

　田邉　アルツハイマー病では病理像の激しさが違うということがすでにいわれていたわけですね．

D．「アルツハイマー化」

　小阪　その頃からいわれていました．その後，1940年くらいからAlzheimérization（アルツハイマー化）という用語が出てきました．'senile Demenz'のなかにもアルツハイマー病的な臨床像を示すものがあり，Alzheimérizationという言葉を使っていたようです．

　田邉　Alzheimérizationという概念をフランス語圏の人たちがいいだ

―― Dr. Kosaka's eye・1 ――

老年痴呆

　「老年痴呆」という用語を最初に使用したのはフランスのEsquirol（1838）と思われる．彼はdémence sénile（仏語）と記載したが，この頃の「老年痴呆」は認知症を主とする老年期精神障害という程度の広い意味で使用されていたようである．

　その後，神経病理学の発展に伴い19世紀末に進行麻痺や脳動脈硬化性精神障害が分離され，さらに老人斑などの脳の老人性変化が記載され，FischerやSimchowiczなどが「老年痴呆」senile Demenz（独語）の病理像を記載し，さらにAlzheimerにより「アルツハイマー病」（1910年にKraepelinにより命名）が報告されてから，両者が一応区別された．

　現在では「老年認知症」は「アルツハイマー型老年認知症」または「晩発型アルツハイマー病」と呼ばれる．

したわけですね。

　小阪　そうです。Alzheimérization という言葉を使っていました。それで，両者の区別が曖昧になってきたのです。

　田邉　Tissot の先生である De Ajuriaguerra らがいいだした。

　小阪　両者の境界が非常に曖昧になり，病理像は基本的には同じだし，両方同じものだということになった。

　田邉　しかし，実際に見ていくと，やはり老年期のものは，単純型というのでしょうか，記憶の障害が中心で，そんなに華々しい症状が出ずに，経過がゆっくりなものが多いのは事実ですね。

　小阪　臨床像もやはりよく見ていると違うところがありますね。

E．アルツハイマー型認知症の臨床病期分類

　小阪　私のアルツハイマー型認知症の臨床病期分類を紹介します。昔からアルツハイマー病にしろ老年痴呆にしろ1期，2期，3期に分けることが多かったので，それをまとめたものです。

　1期というのは，全般性の軽い認知症症状から始まって，感情・意欲の障害が出てきますが，身辺の自立が可能なレベルです。

　2期になると，認知症症状が目立ってきて，特にアルツハイマー病のような初老期の症例では失認や失行というような大脳の後部連合野の症状，つまり神経心理学的な症状が加わり，いろいろな介助が必要になってきます。

　3期になると，認知症がさらに高度になり，自分では何もできなくなってきて，全面介助が必要になります。特にアルツハイマー病ですと，筋固縮や，ときにはミオクローヌスや歩行障害が加わって，ついに寝たきりになる。だいたい数年から十数年ぐらいで亡くなるという経過です。以上のことを前置きにして，具体的な症例を出して検討していきたいと思います。

2．アルツハイマー型老年認知症

　小阪　アルツハイマー病については先ほど Alzheimer の症例を出したので，次はアルツハイマー型老年認知症の83歳の男性を示します。81歳頃から物忘れが目立つようになってきました。何回も同じことをいったり，聞いたりすることが目立ってきて，そのうちに夜になると徘徊するようになりました。

　例えば「家に帰ります」といって帰ろうとし，夜になると徘徊が始まる。それから冷蔵庫の食べ物を食べてしまうなどの行動面の異常がだんだん目立ち，それが頻繁になって，82歳頃には，怒りっぽくなってきた。介護者がいろいろ注意するので，それに反応して怒りっぽくなる。作話もだんだん増えてきた。

A．作話傾向と取り繕いの兆候

　小阪　作話というのは嘘をいっているのではなく，自分では本当だと思って話をしているが，現実的な話ではないというものです。
　この方はテレビや新聞がわりと好きだったのですが，そういうことにもあまり興味を示さなくなり，そのころから「物盗られ妄想」が出てきて，奥さんのせいにし，奥さんに対して暴力を振るうことがありました。このためM病院に入院しました。入院時，拒否的で暴れました。「俺は入院なんかいやだ」という。病識が不十分なので，「入院する必要はない」といっていやがったのですが，入院してしまうと，その翌日には「お世話になっています」といって笑顔で話をする。

アルツハイマー型老年認知症の人ではこのようにコンタクト，接触性はわりあいといい傾向があって，取り繕いが目立ちます。人前ではよくって，家ではあまりよくないというふうな状況です。昔話をよく覚えていて，何回も繰り返す。概して穏やかに過ごすのですが，ときには勝手に部屋に入るといって，看護師にどなったりするということもあります。しかしふだんは「ニコニコ」して，多幸的な感じで過ごします。他人にお節介が多い。また夕方になると落ちつかなくて，ホールのいすを並び変えたりする。こういうのに私は「仮性作業」という用語を使っています。本人は作業をしているつもりですが，実際の作業にはなっていないんです。

B．仮性対話と仮性作業

　小阪　仮性対話というものがアルツハイマー型認知症でよくみられます。2人が話をしていますが，側で聞くとおたがいに全くでたらめな話をしている。そういうのを仮性対話といいます。

　それとよく似たものが先の仮性作業です。女の人に多いですが，夕食の準備をしなければならないときに本人もそのつもりで動き始める。「夕暮れ症候群」ともいうのです。そういう症状が目立ってくる。夕方になると，「家に帰ります」といって外に出ていこうとする。そこで注意すると一応聞きわけはよいのですが，また同じことを繰り返すことが，この症例でも目立ちます。

C．視空間認知の障害

　小阪　この頃になると，だんだん自分の部屋やトイレの場所がわからなくなって，視空間認知の障害が出てきます。他人の部屋に入りこんだりホールで小便をしてしまう。83歳の頃になると，奥さんが来てもわからない

という状況になり，認知症がだんだん進行します。

　自分のことが自分でできなくなって，だんだん介助が必要になって，ついに全面介助が必要になった。よくありますけれども，転んで大腿骨の頸部骨折を起こしたために寝たきりになってしまい，全身状態が悪くなって，亡くなってしまったという症例です。臨床的にもアルツハイマー型老年認知症が考えられますが，病理診断もアルツハイマー型老年認知症と診断された症例です。最近はケアがいいので，高齢でももっと長生きすることが多くなっています。

　田邉　今の症例では物忘れから始まって，「仮性作業」や，私たちがいっている「取り繕い」，「場合わせ反応」なども出てきている。「物盗られ妄想」が加わり，脳の後方の症状である視空間認知や操作の障害でトイレがわからない，場所を間違えるというようなことが起こり，大腿骨骨折で寝たきりになる。

　小阪　81歳で始まって，2年ぐらいで，早い経過で亡くなった。

　田邉　大腿骨骨折などが加わると，予後がよくないですね。

　小阪　ええ，どうしても全身状態が悪くなりますからね。

　田邉　以前はそれと褥瘡がありましたね。

　小阪　そうですね。

　田邉　昔は経過が早かったけれども，今はケアがいい。

　小阪　それでわりと長生きするようになりましたね。

　田邉　アルツハイマー型老年認知症の経過も昔の教科書で書かれているよりは長いでしょうね。

　小阪　そうですね。この症例は比較的典型的なアルツハイマー型老年認知症の臨床像を示していると思います。着衣失行なども加わって，いろいろなことができなくなっています。

D. アルツハイマー型老年認知症のCT像

小阪 CTではびまん性の脳の萎縮がありました。**図1-1**は症例が違うのですが，アルツハイマー型老年認知症のCT像を1年ごとにフォローアップしたもので，亡くなるまで5年の経過で脳の萎縮が着実に進行していくことを示している印象的なCT像です。

最初はびまん性の脳の萎縮がきて，それが少しずつ進む。前頭葉と側頭葉にはやや強い傾向があるのですが，びまん性の脳の萎縮があり，側脳室も少しずつびまん性に開いていく。だんだん進んでシルヴィウス裂も開いて，着実に1年1年進行し，最後はかなり萎縮が目立っています。側脳室の拡大もかなり目立ってきています。

図1-1 Aは大脳基底核を通る断面の水平断で，より下の海馬領域を通る断面で切ったのが**図1-1 B**です。側脳室の下角の拡大が早い時期に出ている。つまり海馬の萎縮が出ますから，側脳室の下角の拡大が目立ち，1年ごとに進む。このように着実に脳の萎縮が進んでいくのがアルツハイマー型認知症の特徴です。特に海馬領域の萎縮に注目すれば，早期からCT画像でも診断ができるということです。もちろんこの頃は明らかに記憶障害が目立つので，臨床をきちっと診ればだいたい診断はその時期からつけられると思います。

E. MRI像とSPECT像

小阪 最近はMRIが利用されます。**図1-2**は初老期のアルツハイマー病のわりと進んだ時期のMRI画像です。すでに前頭葉にも側頭葉にも強い萎縮がありますし，側脳室も高度に拡大し，T_1強調画像で低吸収域が大脳白質にも進んでいます（**図1-2 A**）。

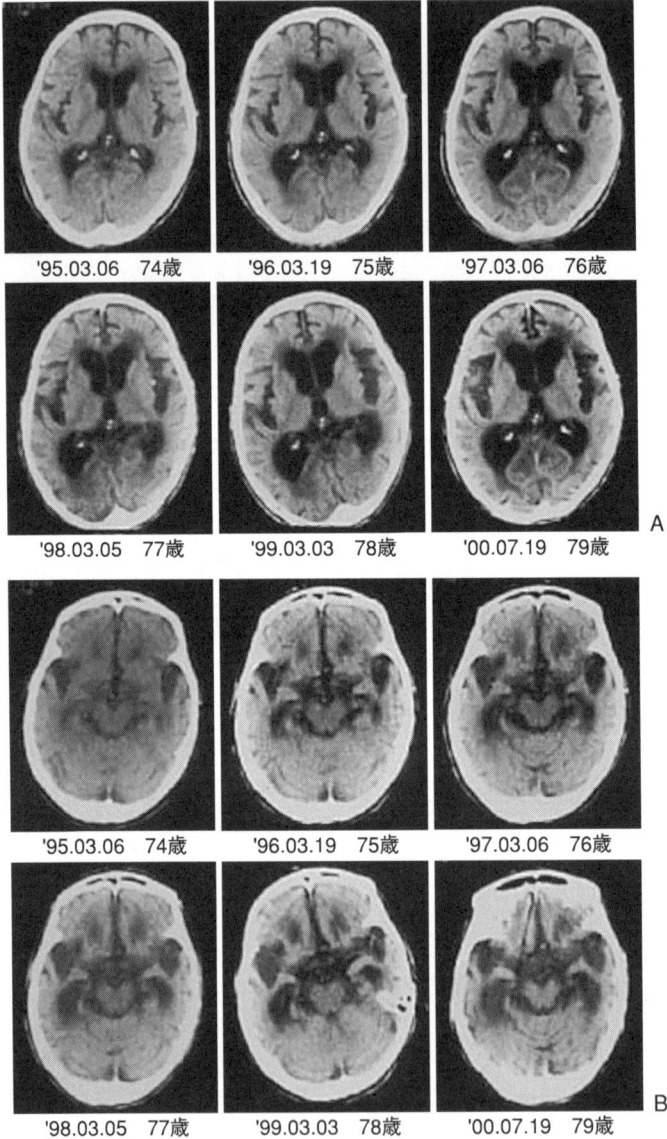

図1-1 アルツハイマー型老年認知症のCT像(水平断)の経年経過
A:大脳基底核を通る断面　B:海馬領域を通る断面

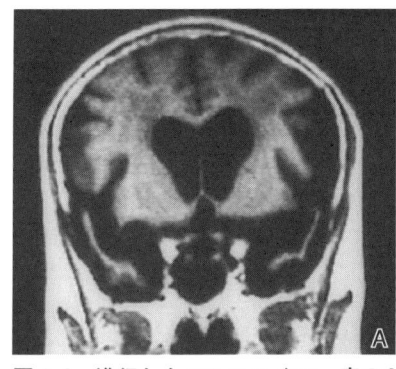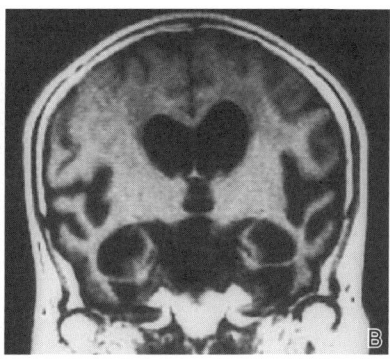

図1-2 進行したアルツハイマー病のMRI T₁強調画像(前額断)
A：前頭葉を通る断面　B：海馬を通る断面

　もっと後方の割面(図1-2 B)で見ると，目立つのは海馬，海馬傍回の著しい萎縮です。それだけではなくて，側頭葉全体が萎縮しているし，前頭葉にも全体に強い萎縮がみられます。図1-2 Bは視床レベルですが頭頂葉領域の萎縮もあります。側脳室がびまん性に非常に強く拡大しています。大脳白質も強く萎縮し，低吸収域が広がっている。

　──　これは冠状断ですね。

　小阪　先ほどのCTは水平断ですが，これは全て冠状断です。図1-3は初老期のアルツハイマー病の症例です。この症例では，49歳くらいで物忘れが出たころにはあまり脳の萎縮が目立たない。しかし，SPECTで見ると，すでに頭頂-後頭領域の後部連合野に血流の低下が明らかにみられます。だんだん進んできて2期になると，脳全体の萎縮が進んで，8年くらい経つと脳萎縮がびまん性に広がり側脳室も拡大し，そのころになるとSPECTではびまん性の血流低下が進んでくるという経過を示しています。いずれにしても進行性の経過が画像で明らかに認められる。これがアルツハイマー型認知症の画像の特徴です。

　田邉　画像が出たのは全部剖検して，病理学的に確認された症例ですね。

　小阪　そうです。最近はもうちょっと進んで，MRIとSPECTを組み

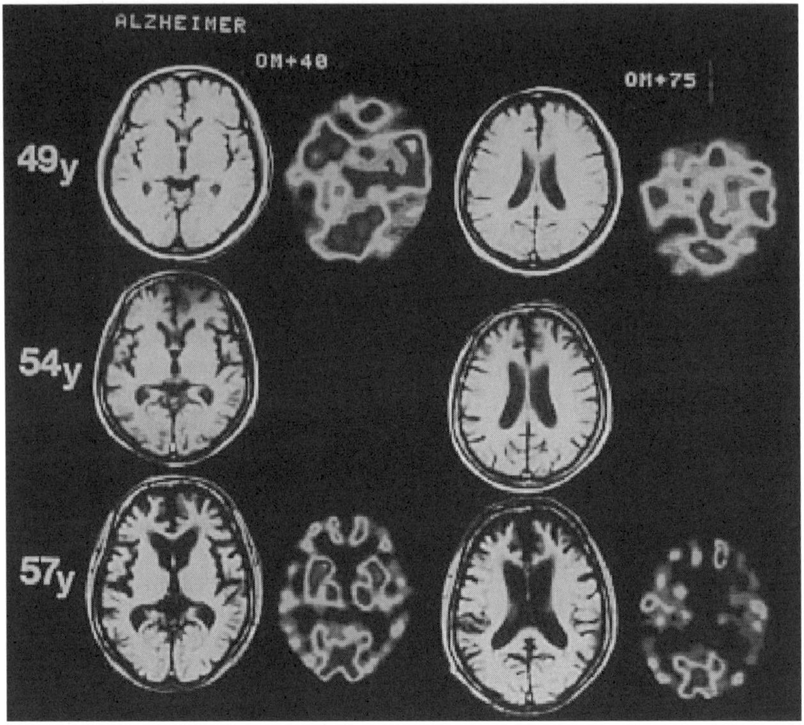

図 1-3　初老期発症のアルツハイマー病の MRI，SPECT 像の経過
(山形大学精神科，川勝忍先生恵与)

合わせた 3 D-SSP などが使われるので，後部帯状回の血流低下がかなり早く出るということがわかってきています。**図 1-4** の 3 D-SSP 像はアルツハイマー型認知症の典型的な像を示しています。

F．さまざまな診断基準と適用

NINCDS-ADRDA の臨床診断基準

　アルツハイマー型認知症の診断基準はいろいろありますが，一番信頼さ

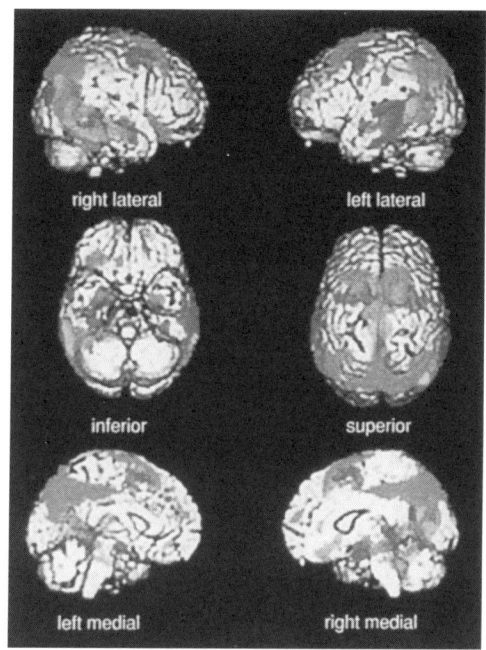

図1-4 アルツハイマー型認知症の3D-SSP像

れているといいますか，一般に使われているのはこのNINCDS-ADRDAの診断基準(表1-1)で，probable ADではここに書いてあるような臨床像が示されています。

　もちろんDSM-IVやICD-10などの診断基準もありますが，それらの診断基準はあまり私は推奨できません。比較的いいのは，このNINCDS-ADRDAです。

　田邉　definiteというのが病理学的に確認された例で，probableが確からしい，possibleは疑われるということですね。

　小阪　definiteは病理診断で確認されたものです。

　ただ，私はもうちょっと積極的診断をするべきだと思います。多くのアルツハイマー型認知症の診断基準は，ほかの疾患を否定することを重視していますが，私はアルツハイマー型認知症は特有な臨床像を示しているか

表1-1　NINCDS-ADRDA の治療診断基準

- probable AD
- 臨床検査および MMSE*などの検査で認知症が認められ，神経心理学的検査で確認されること
- 2つまたはそれ以上の認知領域で障害があること
- 記憶およびその他の認知機能の進行性の低下
- 意識障害がないこと
- 発症が 40～90 歳で，65 歳以降に最も多い
- 記憶や認知の進行性障害の原因となる全身疾患や他の脳疾患がないこと

- probable AD の診断を支持する所見
- 失語・失行・失認のような特定の認知機能の進行性の障害
- 日常生活動作の障害および行動様式の変化
- 家族歴に同様の疾患があり，特に神経病理学的に確認されている場合
- 検査所見では，髄液所見は正常，脳波は正常か徐波活動の増加など非特異的な所見，CT で脳の進行性萎縮がみられること

*mini-mental state examination

ら，もっと積極的に診断するべきだと思います。特に画像なども駆使して診断するべきであることを前から主張していたので，私の診断基準をちょっと紹介します(表1-2)。

　田邉　臨床をよく診たら診断がつくということですね。

　小阪　そうそう。基本は臨床像です。先生のいわれたように臨床像をしっかり診れば診断できますが，それを後付けするのが画像，その他の補助診断法ということです。

積極的臨床診断基準(小阪)(表1-2)

　小阪　普通は物忘れで始まって，これが徐々に進行していく。これはいわゆる皮質性認知症と呼ばれるものですが，認知症に進む前に，軽度認知障害(MCI)と呼ばれるものがあります。それがだんだんと進行していくと，皮質性でしかも後部型の認知症の像を示します。

　先ほどいったように後部連合野が障害され，神経心理学的症状が加わってきて，全般性の認知症へと進行していく。これがアルツハイマー型認知症の基本です。発病は 40 歳以降ですけれども，65 歳以降に多い。しか

表 1-2　アルツハイマー型認知症の積極的臨床診断基準(小阪)

- 物忘れで始まる緩徐進行性の皮質性で，後部型の認知症→全般性認知症へ進展
- 発病は 40 歳以降であり，65 歳以降に多い。例外的に 40 歳以下。
- AD らしさ（もっともらしい，比較的保たれた対人接触→人格の形骸化，多幸，比較的早期からの病識の乏しさ→無意味な多動・徘徊，仮性作業，仮性対話，鏡現象）
- 進行すると，健忘失語，視空間失認，着衣失行などの特定の認知機能の進行性障害が加わる。まれには，初期から緩徐進行性失語・失行。
- 初期には神経症状はないが，進行すると，両便失禁，動作緩慢，筋固縮，ミオクローヌス，Gegenhalten，まれにけいれんが加わる。
- 脳波検査での全般性徐波化，CT や MRI での早期からの側脳室下角の拡大と進行性びまん性脳萎縮，SPECT や PET での早期の後部帯状回や後部連合野の血流低下や代謝低下。進行につれ，大脳全般へ拡大。髄液での tau 高値，$A\beta$（特に，$A\beta$ 1-42）低値。
- 支持的所見：家族歴に同様の疾患がある。危険因子の Apolipo E 4 の存在，一般的血液検査や髄液検査で著変なし。
- 確定診断は神経病理学的診断による。
- 認知症をきたすほかの疾患の除外ができれば，より可能性は高くなる。

し，例外的には 40 歳以下の若い人に起こることもあります。

◆「アルツハイマー病らしさ」

　小阪　私が注目したいのは，「アルツハイマー病らしさ Alzheimer-gefühl」です。田邉先生がいわれたように，「取り繕い」ということに近いと思いますが，「アルツハイマー病らしさ」というものがあって，もっともらしい感じで，わりあいと接触性が保たれている。

◆もっともらしい人格の形骸化

　小阪　進んでくると，いわゆる「人格の形骸化」と呼ばれるようなものが出てきて，多幸的になる。アルツハイマー型認知症では病識は一見保たれたようにみえますが，本当の病識というのはかなり落ちていて，物忘れに対しても病識は乏しい。

　ただ，こちらが指摘すると，「うん，そうですね。忘れっぽいですね」とはいいます。自分から忘れっぽいとは，認知症になるとあまりいわない。そのうちだんだん無意味な多動や徘徊，仮性作業や仮性対話，鏡現象のような典型的な症状が出てきます。こういうのを私は「アルツハイマー

病らしさ」という言葉で表していますが，この像を見ると大体診断ができます。これは症例をたくさん見ないとわからない。

◆仮性対話と仮性作業

　田邉　仮性対話，仮性作業の話が出ましたが，もう少し説明していただけますか。

　小阪　仮性対話は人と人との話のことが多いのですが，例えばラジオやテレビと話をしていることもあります。別の人と話をしているのに，自分に話しかけられたように答えていることもよくあります。

　田邉　それは Alzheimer が見つけたときには何かわからなかったということでしょうか？

　小阪　仮性対話という言葉はけっこう古いですよ。1960年頃かな。仮性作業は私の造語で，1980年代に論文に書いたものです。

　田邉　作業せん妄みたいなものに似ている。

　小阪　せん妄に近いけれども，せん妄は意識障害ですからね。

　田邉　近いけれども，意識ははっきりしていますね。

◆鏡現象とは何か

　──　鏡現象(mirror sign)ということがよくいわれるのですが，どのようなことでしょうか。

　田邉　例えば夕方に多いのは，暗くなってきた自分の影がガラスなどに映る。そうすると，それを誰かが来ていると思う。もっと進むと鏡の前に立って，自分が映っているのに自分だとわからない。それで怒りだす。

　小阪　フランス語圏でも鏡現象は昔から知られていたのですか。

　田邉　フランス語では signe du miroir といってけっこう古いです。これはやはり発達と解体というか，いわゆる発達の時期，子どものときにも鏡に映った自分を自分として理解できるのは，何歳かにならないとわからないわけです。教室の若い先生が報告していますが影の例もあります。自分の後ろの影に対して「おまえついてくるな」という。面白いことに日が高いころは影が短いから子どもだと思う。夕方になると影が長くなるので大人だと思う。こういう現象は発達のなかでいわれています。波多野誼余

夫先生によると児童精神医学の Piaget がすでに指摘していて幼児の発達段階で影が自分のものだという自己所属感をもつというのか，そういう現象です。

—— これも神経心理学的現象なのでしょうか。

田邉　まあそうですね。やはり脳の後ろと前との絡み。

小阪　そうでしょうね。仮性対話は，1965 年に Spoerri という人が最初に使っています。

田邉　フランス語で pseudo-dialogue といいます。

小阪　鏡現象は誰がいいだしたか，ちょっと今は思いだせませんが，日本では熊倉徹雄先生が 1982 年に論文を書いています。

田邉　一時期は鏡現象というのは出るでしょう。ある程度進むとわからなくなるけれども，詳細に見ていると出現する。家族などに聞くと見ていたらけっこう出ているようです。ただ，あまり鏡現象だとは気づいてないから何か変な行動をするという。

小阪　そうですね。テレビとしゃべっているとか，テレビに映っている自分の影に怒っているとかね。

◆日本に多い物盗られ妄想

田邉　先ほど物盗られ妄想の話が出てきました。いかがでしょうか。

小阪　物盗られ妄想は，普通にみられますね。

田邉　池田学先生の仕事ですが，物盗られ妄想は，さっきの小阪先生の症例のように，身近な人がターゲットになる。盗ったのではないかと思うのです。嫁と姑の確執とか興味深いですね。

—— 日本で特に多いようなのですが(笑)。

小阪　息子のせいにはあまりしない。嫁のせいにするのですね。

◆神経心理学的な症状とその検査

小阪　当然進行すると，健忘失語や，視空間失認，着衣失行など特定の認知機能の障害が進行性に起こる。まれには，初期から緩徐進行性の失語や失行が目立ってくるものもあります。こういう症例は，また後ほど紹介します。

それから初期には，ふつう神経症状はないですが進行すると当然両便失禁が出るし，動作が緩慢になる。特にアルツハイマー病で目立つのが筋固縮。ミオクローヌスはアルツハイマー型老年認知症では少ない。しかし，アルツハイマー病の末期になるとミオクローヌスが起こり，いわゆるGegenhalten(抵抗感)も出てきます。

　まれにアルツハイマー病の場合には，全身けいれんが加わってくることもあります。脳波検査では，比較的早い時期から全般性の徐波化が出る。CTやMRIでは，早い時期から側脳室下角の拡大が出て，だんだん目立ってくる。進行性のびまん性の萎縮がみられる。SPECTやPETでは最近は特に後部帯状回，それから後部連合野の血流低下や代謝の低下が強調されています。

◆髄液検査の可否

　小阪　こういう所見があると，臨床診断もできるようになる。進行すると，もちろん血流や代謝の低下は全体に拡大していく。これは確実ではないけれども，髄液検査をすると，tau(タウ)がわりと高く，特にAβ1-42が低い値を示すというようなことがみられ，参考にはなります。

　しかし，治療法が確立されている病気ではないので，精神科医が，髄液検査までやるのはどうかという問題があります。私はあまりやりません。神経内科の人はやるのではないですか。

　田邉　僕もしません。神経内科ではよくやりますね。

　小阪　これが治療に結びつくことが明らかになれば，普通にやることになるでしょうが。

　田邉　やはり腰椎穿刺は侵襲になるからね。

　小阪　診断上の支持的な所見として家族歴に同じような疾患がある場合は，アルツハイマー型認知症の可能性が高まります。危険因子としては，Apolipo E_4 が重要です。血液検査や髄液検査では，一般のものでは問題はない。確定診断は当然ですが神経病理です。私の診断基準ではもっと積極的に診断したほうがいいと思います。

◆早期に出現する神経心理学的症候

── いろいろな神経心理の症状が出てくるのは後なのでしょうか。

小阪 いや，わりあい早い時期にも出ますね。

田邉 神経心理の見方というのがずいぶん進んだ。要するにCTが出てきて，臨床病理学的な対応の理解が展開した。神経心理学的な見方が昔と比べたらずいぶん洗練されました。

昔は画像も撮れないから，剖検にならないとわからないわけで。今や神経心理をちゃんと診られる人であれば，これは脳のどこがおかしいというのはかなりの精度でいえます。昔の失行，失認と記載されていた言葉と，今のちゃんと診られる人のそれとはかなり違います。

小阪 前は失語，失行，失認が出てくるともう2期に入っているといわれていたけれども，今ではよく診ていれば，もっと早い時期から神経心理学的症状がとらえられるようになってきたということですね。

田邉 大まかなことですまされていたわけです。失語でもそうで，アルツハイマー病の失語というのは感覚失語とかいろいろ書かれていますが，普通はウェルニッケ野とか1次皮質はやられないので，復唱がだいたい保たれているケースが多い。健忘失語から超皮質性感覚失語的なもののほうが，どっちかといったら多い。まれには伝導失語的な要素や，字性錯語が出るけれど，それは血管障害と比べたら，まずまれです。

G．軽度認知障害
　　（mild cognitive impairment；MCI）

小阪 MCIについては先生はどうお考えですか。

田邉 MCIはちゃんと診られる人が診たら，もうMCIとは違うようなのが多いですね。

小阪 MCIという言葉は今はやりだからね。かなり前からMCI的な考え方があったのです。

田邉 老年期は，物忘れからきて，記銘力障害で，それが徐々に強くなっ

てきて，けれどほかの症状はあまり出ない。アルツハイマー型老年認知症と初老期のアルツハイマー病とは少し違うのではないかと思っているのですが。非常に危険だと思うのは，MCI とアメリカがいうから，それでどんどんもてはやされているけれど，アメリカはほとんど老年期のアルツハイマー型老年認知症と初老期のアルツハイマー病とをわけていない。全部アルツハイマー病といっている。要するに記憶が前景になってくる，昔でいう単純型老年痴呆の例がかなり入っていると思います。

―― Dr. Kosaka's eye・2 ――

軽度認知障害（MCI）

　軽度認知障害（MCI）は，Reisberg（1982）や Petersen（1992）により提唱された用語で，正常と認知症の境界に位置づけられた。MCI が注目されるようになった理由のひとつは，MCI の多くは後にアルツハイマー型認知症に発展するといわれるようになったことがあげられる。その後，この見解には当然ながら異議が出され，最近は MCI をもっと広い観点からとらえるようになった。その1例を表に示す。
　MCI が重要なのは，それよりも認知症の早期発見・早期治療に結びつき，認知症の予防という観点から大切な概念であるからである。

表　MCI の分類

Amnestic MCI:		
Simple domain	AD	LNTD*
Multiple domain	VD	Depression
Non-amnestic MCI:		
Simple domain	FTD	
Multiple domain	DLB　VD	Depression

*LNTD；limbic neurofibrillary tangle dementia

MCIの診断をめぐる対立

小阪 もともと，1962年にKralが良性の物忘れと悪性の物忘れというのにわけていた。その良性の物忘れというのは生理的なもので，悪性の物忘れは病的なものです。ということで，すでにそれらを分けていた。それが今はやりのようにMCIという言葉が出てきて，何か新しいもののように思われている。

―― 言い換えただけのような感じですが。

田邉 Kralが言った良性の物忘れのなかには，おそらくすごく経過がゆっくりのいわゆる「老年痴呆」というのが入っているはずなんです。それは記銘力障害が強いので，やはりアルツハイマー性の変化がない人は物忘れがあっても許せる範囲です。いわれたら思いだせるとか，僕らでもあるように，普通は人の名前が出てこない，だいたいは固有名詞が出てこない。

しかし例えば「これ，何？」と聞かれて，日常の物品名が出てこないといったら，これは失語のなかに入ってくるわけで，だからそのへんがごっちゃにされている。

小阪 そういう感じですね。ただ，現在MCIのとらえ方が変わってきて，従来はアルツハイマー型認知症の前段階ということが強調されすぎたんです。今はPeterson自身もっと広い概念でとらえるようになってきている。

H. アルツハイマー型認知症の病理

正常例との比較

　小阪　病理のほうに入ります。図1-5 Aは正常な人の脳です。脳の重さでいうと，大体1,300 gから1,500 g近くある。
　図1-5 Bが典型的なアルツハイマー病の脳で，先のものと比較すれば明らかな差がある。サルの脳に近い。脳全体の萎縮があるのですが，前頭葉，側頭葉の前の方が侵されやすい傾向がある。脳の重さもだいたい900 gから1,100 gとなる。私が今まで経験した一番軽いアルツハイマー病の脳は655 gです。図1-5 Bの症例は大体950 gくらいです。
　割面で見ると図1-6 Aは正常な像ですが，アルツハイマー病になると，萎縮があり小さくなり，進んでくると脳室も広がる。シルヴィウス裂もかなり拡大している。もっと後ろの断面を見ると（図1-7 B），海馬領域を特に注目するとおわかりのように，海馬，海馬傍回の萎縮が目立ち，側脳室の下角が広がっている。アルツハイマー病では病変が，海馬領域から始まり，全体に広がっていくという考え方です。
　田邉　ここで特徴的なのは，側副溝が開いて，嗅内皮質あるいは海馬傍回が海馬自体よりもっと縮みあがっていることですね。
　小阪　そうです。皆が注目するのは海馬ですが，海馬傍回のほうにもっと注目したほうがいいですね。ここが一番強くやられるのです。
　田邉　最初にやられてくるのは，そこですね。
　小阪　海馬傍回です。ですから，側副溝が広がるのです。

ピック病との鑑別

　田邉　最近，そのことはいわれるようになっています。小阪先生はあまりおっしゃらないけれども，僕はこういうのを見たら，ピック病と間違う

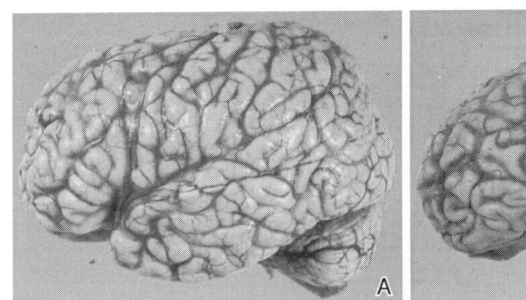

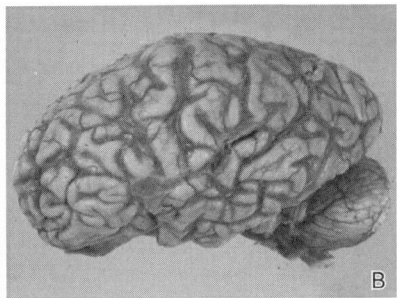

2. アルツハイマー型老年認知症   23

図1-5　正常(A)とアルツハイマー病(B)の左側面像

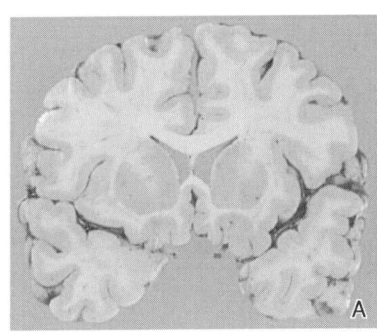

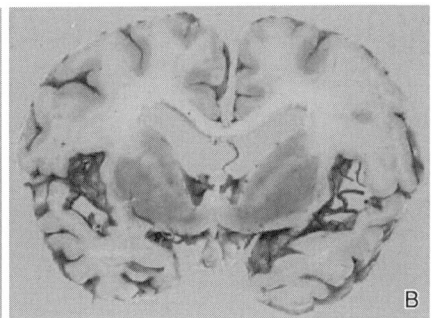

図1-6　線条体を通る割面
A：正常　B：アルツハイマー病

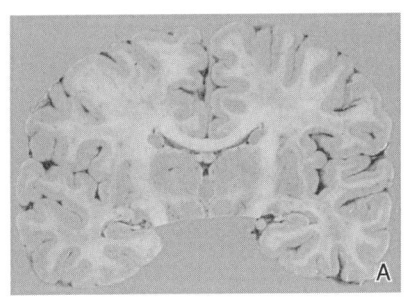

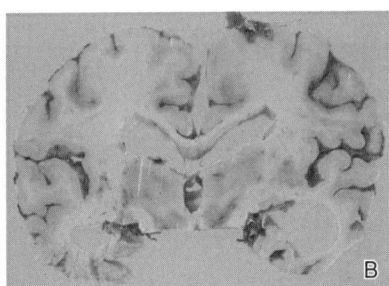

図1-7　海馬領域を通る割面
A：正常　B：アルツハイマー病

人が多いのではないかと思うんです。ピック病では側頭葉の底面がもっとやせますね。

　小阪　そうです。ピック病の場合は，海馬領域が比較的保たれています。それに反して側頭葉底面がもっとひどくやられている。

　田邉　そのへんがもっと縮みあがっている。

　小阪　そのことについてはまたピック病のときに話します。

アミロイド沈着

　小阪　図1-8 Aはメセナミン銀染色という特殊な銀染色ですが，顕微鏡で見ると，アミロイドからなる老人斑が，びっしりと大脳皮質にみられます。そのひとつを拡大して見ると，典型的な老人斑では中心にアミロイド

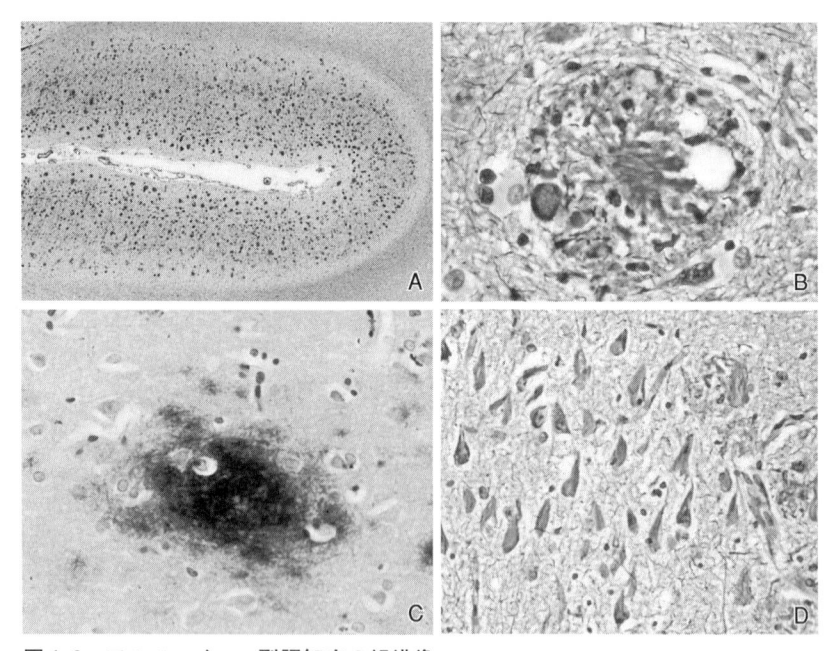

図1-8　アルツハイマー型認知症の組織像
A：多数の老人斑(メセナミン銀染色)　B：定型老人斑(ボジアン染色)　C：びまん性老人斑(メセナミン銀染色)　D：多数の神経原線維変化(ボジアン染色)

があり，その周辺にグリアが集まってきて，さらに神経突起の変性像があります(図1-8 B)。アミロイドだけが沈着しているびまん性老人斑(図1-8 C)もたくさんみられます。よく見ないと，老人斑がたくさんあるからといって，それをアルツハイマー型認知症と診断すると，診断ミスが起こることがあります。すなわち，びまん性老人斑だけがたくさんあっても，それだけではアルツハイマー型認知性とは診断できないのです。

アルツハイマー型認知症の診断と最新の染色法

田邉　それはどういうことでしょうか。

小阪　アミロイドだけが沈着するというのはけっこうあってもいいわけですね。

田邉　正常の老化でもある程度沈着するわけですね。

小阪　量としてもいいわけですね。最近は診断技術が発達してきたのですから，以前では見つからなかったようなこういうアミロイドの沈着を早くからとらえることができます。特に$A\beta$の免疫染色を使うと，早期のアミロイド沈着を早くから見ることができるので，それを見て「老人斑がたくさんあるからアルツハイマー型認知症だ」と診断をすると，診断上の問題が起こります。こういうのをよく見慣れた人が診断しないと，正確には診断できない。

――　$A\beta$染色というのは，最近の染色法でしょうか。

小阪　$A\beta$は1980年代の初め頃に見つかっています。

田邉　それは昔の染色法だと，とらえられないわけですか。

小阪　以前はBodian(ボジアン)染色，ちょっとよくなって，Bielschowsky(ビルショウスキー)染色が使われ，それによって典型的老人斑や原始老人斑がみられました。アミロイドだけではなく，グリアが集まり，神経突起の変性像が加わってきたものを見ていたわけです。

最近ではアミロイドだけで，ほかにはまだ反応が起こってないものが簡単に見つかるようになってきたので，診断上も問題が出てきた。

田邉　アミロイドだけ沈着しているのをもってアルツハイマー型認知症

とするということが問題ということでしょうか。

小阪 そこに問題がある。例えば，それこそ MCI とか，あるいはそこまでいってない高齢者であっても，年をとってくるとこういう像が出てくる人はけっこういます。その病理像だけを見ていてアルツハイマー型認知症だというと問題です。

アルツハイマー型認知症の病理像の特徴は，広範なアミロイドの沈着と，神経原線維変化(図 1-8 D)の出現です。それから神経細胞の脱落です。この 3 つが必須なのです。アミロイドだけはあるけれども，神経原線維変化がなければ，これをアルツハイマー型認知症とはいわない。神経原線維変化だけあって，アミロイドがなければ，これもアルツハイマー型認知症とはいわない。これについてはまた述べることにします。

Braak の staging

小阪 神経原線維変化は起こりやすい部位があって，最近は Braak の staging がよく知られていますが，最初は海馬傍回に神経原線維変化が出てきて，それが海馬，それからその他の皮質に出てきます。それを Braak がステージ 1 からステージ 6 まで分類した。この Braak の staging が出てきて，アルツハイマー型認知症の病理診断がはっきりとしたというわけです。

神経原線維変化の基

小阪 神経原線維変化があるからといって，それがすべてアルツハイマー型認知症というわけでもないのです。

小阪 Braak の staging でいうと，先ほど田邉先生が話されたように，側副溝を越えて神経原線維変化が大脳新皮質のほうに及んでいかないと，アルツハイマー型認知症とはいえない。海馬とか海馬傍回だけに限られていれば，アルツハイマー型認知症とはいえないということです。それが重要で，そういうところには神経細胞の脱落も並行して出てくる。

アミロイドカスケード仮説

　小阪　この機序については，今日はお話ししませんけれども，いろいろ考え方がありますが，アミロイドカスケード仮説というのが有名です。Aβの沈着が最初に起こって，次に神経原線維変化が起こり，神経細胞が脱落していくというのが「アミロイドカスケード仮説」といって一番優勢な考え方ですが，私自身はそれはどうかなと思います。

　どうしてかというと，アミロイドの沈着の場所と神経原線維変化の起こりやすい場所とは全然違います。神経細胞の脱落も違う。アミロイドが沈着して神経原線維変化が二次的に起こるのであれば，両者の好発場所が同じであっていいわけでしょう。しかし，実際は全然違う。神経原線維変化は，先ほどいったように，海馬傍回から海馬が一番の好発部位です。アミロイドはむしろ大脳皮質ですから，場所が違うので，そういうふうな考え方にはならない。もうひとつは，神経原線維変化がたくさんあるにもかかわらずアミロイドがまったくない病気があるということです。それをいったいどう考えるか。そういうことから「アミロイドカスケード仮説」には，私はあまり賛成しかねるのですが，これにはまた議論があります。基礎の研究者ほどこの仮説に賛成しているように思えます。

マイネルト基底核と後部帯状回

　小阪　図1-9はマイネルト基底核ですね。マイネルト基底核というのは，アセチルコリンの起始核で，大型の神経細胞がたくさんあって，ここにアセチルコリンが入っています。アルツハイマー型認知症ではマイネルト基底核で明らかに神経細胞が脱落する。したがって当然，アセチルコリン系の障害がある。

　これは治療に結びついてアセチルコリンの補充療法が出てきた。つまりコリンエステラーゼ阻害薬を投与すれば，よくなってくるだろうということですね。パーキンソン病のL-Dopa療法と同じ考え方で注目されました。

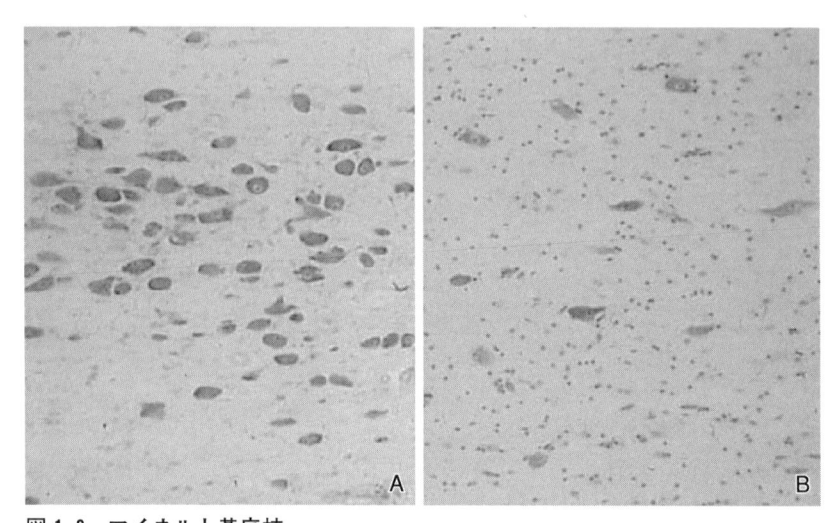

図1-9 マイネルト基底核
A：正常　B：アルツハイマー型認知症

　田邉　後部帯状回の血流低下を蓑島聡先生が3D-SSP像で指摘してから非常に注目されていますが，後部帯状回に病理学的な初発病巣があるわけではないですね。そうなると，なぜ機能画像であそこの変化が早く出てくるかということですが，先生はどうお考えですか。

　小阪　それはおそらく海馬との線維結合の関係でしょう。

　田邉　帯状束の関係ですね。

　小阪　帯状回というのは辺縁系ですから新皮質に比べれば優位に強く障害される場所ですけれども，早い時期に血流が低下してくるということは，やはり問題でしょうね。おそらく海馬傍回あたりの障害との関連で出てくる所見ではないかと思います。後からまた話すレビー小体型認知症で，早い時期に後頭葉で血流が落ちるということと同じです。そこにレビー小体がたくさんあるということはないので，同じことだと思います。

🐼 田邉教授の世界漫遊記・1

world federation of neurology：
research group on aphasia and cognitive disorders 印象記

　世界神経学会の下部組織である失語・認知障害研究班の2002年度の班会議が5月28～30日の3日間，フランスはニース近郊のVillefranche sur Merの城塞（La Citadelle）で開催された。田舎町ではあるがシェークスピアが好んだといわれるように，風光明媚なCote d'Azurのなかでもとりわけ眺めの素晴らしい落ち着いた町であった。

　この班は世界各国からの数十名のメンバーで構成され，2年に一度開催されており，現在のchairman/secretaryはイギリスCambridgeにあるMRC cognition and brain sciences unitのJohn R Hodges教授で，今回のお世話はパリの国立ブローカ研究所のFrancois Boller教授がされた。表に示した7つのセッションと，テーマを特定されていないひとつのセッション，並びにポスターセッションで構成された。

　ここでは筆者が現在関心を抱いており，かつ，ある意味では症候学ないし臨床診断に多少とも混乱がみられる3番目のテーマであった，脳変性疾患による失語症のセッションについての印象を述べてみたい。このセッションでは第23回日本失語症学会（笹沼澄子会長）の特別講演も務められ，日本にはたびたび来日されているHodges教授の同僚のKaralyn Patterson女史が司会をされた。

表　セッションの内容

- apraxic disorders
- aphasia therapy：considerations beyond language
- progressive disorders of speech output in frontotemporal dementia
- functional imaging of semantic and syntactic processes
- memory and dementia
- new approaches to mapping the language cortex
- categorical organisation of semantic memory

（つづく）

1) apraxia of speech の混乱

　最初に驚かされたのは，apraxia of speech という用語が登場し，その用語が示すところ，ないし内容を巡っての混乱である。私は 20 数年前の本邦での議論ないし混乱を再び目の当たりにする感を覚えた。すなわち，非流暢性失語であるブローカ失語の中核症状で，一貫性のない構音の障害であるアナルトリー anarthria と，流暢性失語である伝導失語の中核症状であり，構音の障害自体は伴わないいい直しを伴う字性錯語と，apraxia of speech との関係である。

　Darley という言語学者が使い始めた apraxia of speech という用語は，アナルトリーもいい直しを伴う字性錯語をも表す広い概念で使う学者も一時期いたが，現在はほぼアナルトリーに対応するものとして使われていると筆者は理解していた。ところが，この用語の使い方ないし理解に，欧米の研究者の少なくとも一部の人には混乱がみられる。この背景として，最近の認知神経心理学の台頭やアルツハイマー病をはじめとする変性性の失語症への関心から，局所症状の症候学的理解の，ある意味では基本となる脳血管障害例にこの領域の研究者が触れる機会が少なくなっているのではないか，と筆者は危惧する。

2) 進行性非流暢性失語

　もうひとつは変性性失語の非流暢性タイプ，すなわち進行性非流暢性失語 progressive non-fluent aphasia についてである。

　変性性失語の流暢性タイプの代表である意味性認知症 semantic dementia という病態は，臨床的にはわが国では語義失語と呼ばれ，例えば「エンピツってなんですか？」という患者の発言に特徴付けられる極めて印象的な，語の意味すなわち語義が選択的に障害された病像である。そして，剖検例のほとんどに共通するその病理学的基盤は側頭葉前方部に萎縮中心を有する葉性萎縮で，組織学的にはピック細胞やピック小体のような特徴的な組織学的所見を欠くが（もちろんアルツハイマー病の病理所見も欠く），顕著な微小空胞化によって特徴付けられる非特異的病理変化である。このように，意味性認知症は臨床的にも，病理学的にもかなり均一性の高い病態である。

　一方，進行性非流暢性失語の報告例は，非流暢とは表現されるものの口頭

言語の内容は症例によりかなり幅があり，加えてその病理学的基盤もピック病，上述の非特異的病理変化，アルツハイマー病，大脳皮質基底核変性症など，さまざまな疾患ないし病態の病理所見が報告されている。つまり，臨床的にも，病理学的にも多様性を有している。臨床的な多様性をもたらしている主因は，筆者の見解では非流暢という規定のなかに，構音の障害，すなわちアナルトリーの有無を重視するか，しないかという立場の違いにあると思われる。

　例えば，2002年の11月27，28の両日，大東祥孝会長のもと京都で開催された第26回日本失語症学会の特別講演者であるイギリスManchesterのJulie Snowden女史の症例は，語想起障害が強いため発話量は乏しく，例えば鋏を見ても鋏と命名できないときに，その綴りを"sci... sciss...."というようにいいながら，しばしば命名に成功するという，非常に興味深い変性性の失語例であった。この症例は構音自体の障害はみられず，復唱の障害もない例であったが，進行性非流暢性失語の範疇でとらえられていた。

　筆者は，1分間の発語数が何個というような基準ではなく，進行性非流暢性失語と診断する場合には，アナルトリーの存在が必須と考える。進行性非流暢性失語の報告例のほとんどは，シルヴィウス裂周囲ないし島を被う弁蓋に病巣を有し，アナルトリーを生じる中心前回下部を含んでいる。

　ちなみに，前頭葉前方部に萎縮中心を有する葉性萎縮例でみられる力動性失語 dynamic aphasia ないし超皮質性運動失語ではアナルトリーはみられず，この病態は進行性非流暢性失語のなかには含められていない。

3）症候学の重要性

　もちろん，その病態を生じさせる病理学的変化，原因疾患の究明が大事であることはいうまでもないが，日常の臨床あるいはケアにおいては，患者1人ひとりの病態の把握が大事であり，そこには症候学が要求される。アルツハイマー病にしろ，ピック病にしろ，あるいは統合失調症（精神分裂病）にしろ，その病態にかなり共通した臨床像がみられるわけであり，異なった病態を同じ用語で呼ぶという事態が助長されれば，臨床病理学的対応の研究にいらぬ混乱を引き起こすことになる。

　例えば，どのような病態が意味性認知症と呼ばれているかを的確に把握していないと，意味性認知症がアルツハイマー病でもみられた，というような

(つづく)

ことになりかねない．実際にそのような報告があるが，筆者が知るかぎり，それらは超皮質性感覚失語の要素をもった健忘失語であり，側頭葉前方部に萎縮中心を有する葉性萎縮による語義失語像とは異なる．ここでもうひとつ指摘しておきたいのは，SPECTやPETなどの機能画像による病巣の部位，拡がりに臨床的評価がバイアスを受けている，影響されている場合が少なくないという点である．

　記銘力障害，視空間性障害等を呈し，臨床的にアルツハイマー病と診断される症例で，いくら左側頭葉前方部にまで機能低下部位が及んでも，葉性萎縮によるような語義失語像はみられない．

　形態並びに機能画像が，生前に患者の脳の状態に関する情報を与えてくれる現在では，臨床を診て，病態，臨床解剖学的対応を考え，臨床の腕を切磋琢磨していけば，少なくとも精神疾患や認知症性疾患は，画像を撮らなくとも，患者との数分間の会話のなかで，かなりの精度で診断を下すことができる．改めて，脳とこころにかかわる臨床においては，神経疾患，精神疾患両者の経験に基づいた臨床神経心理学，症候学が重要であることを強調したい．

　なお変性性失語についての詳細は，神経心理学コレクション・シリーズの拙著『痴呆の症候学〔ハイブリッドCD-ROM付〕』を参照されたい．

3．非定型のアルツハイマー病剖検例

A．緩徐進行性失語を示した例

　小阪　これから非定型のアルツハイマー病の剖検例をいくつかお見せします。最初は，緩徐進行性失語を示した非定型アルツハイマー病です。死亡時76歳の男性です。70歳頃からよく知っているはずの駅名などの固有名詞を忘れて出てこない。行くというのを帰るというふうにいったり，3日を3年といい間違える。そういう一見健忘失語様の語性錯語が出てきました。

　言語障害の進行は正確にいうと健忘失語ではないのですが，こういう状態が最初に出てきます。しかし，この頃は記憶障害や失見当識も目立たず，言語機能の障害だけが目立っている。72歳頃からもっとそれがはっきりして，言語理解が悪くなる。自発語はわりと流暢に話すが，理解ができない。物を見せても，その名前が記憶にないとか，質問しても応答が一方的で，会話が困難になる。しかし，当時もひとりで散歩に行くことはできるし，日常生活にも全然支障がない。ところが，だんだんと物を拾ってきて集めるなどの物集行為がみられ，変な物を食べたりする異食が加わってきます。さらに74歳時には，両便失禁が加わって，着替えの介助を嫌がってうまく着替えができなくなった。

　次第に自発語も「バカヤロー」「いやだ」という言葉に限られ，非常に言葉の数が減ってきた。このために入院となります。入院時には，自発語はもうすでに少なくて，言語理解も不良でした。ときに「これ，僕，嫌い

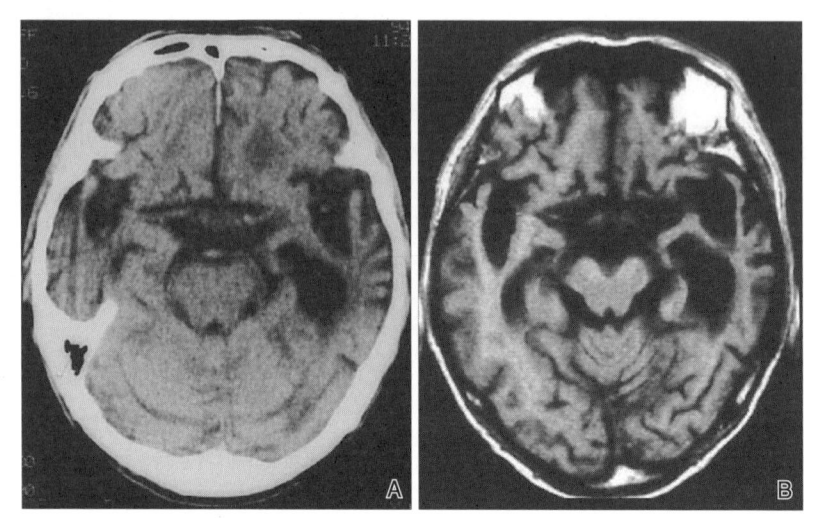

図 1-10 緩徐進行性失語を示したアルツハイマー病の脳画像
A：CT 像（水平断）　B：MRI T_1 強調画像（水平断）

なんだ」というような発語がみられることがありますが，その状況に応じたものではない。徘徊，先ほどいった仮性作業，口唇傾向（oral tendency），異食，弄便(ろうべん)が加わり，認知症が顕在化した。

　画像を見ると，側頭葉に強い萎縮があり，特に左側に強い。側頭葉型ピック病が疑われた。入院後も周囲に無関心で，異常行動が継続していた。75歳時には，関連病院に転院したが，その後突進歩行，あるいは筋固縮といったパーキンソン症状が加わり，急速に病状が進行して，76歳時にはまったく自発語がなくなった。うとうとしている状態が出てきて，肺炎を繰り返し，6年の経過で亡くなった。この症例は，私にも初めての症例で，臨床像を見ると「アルツハイマー病らしさ」もけっこうあるのですが，決め手になったのは側頭葉の限局性，特に左側に強い萎縮があるということで，側頭葉型のピック病が疑われた。

　CTで見ると（**図 1-10 A**），側頭葉に強い萎縮があって，特に左側に目立つ。側脳室の下角も開いていますが，左側に明らかに拡大が強い。

　MRIで見ると（**図 1-10 B**），ご覧のように，海馬も海馬傍回も萎縮して

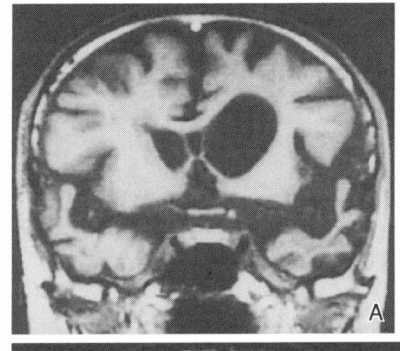

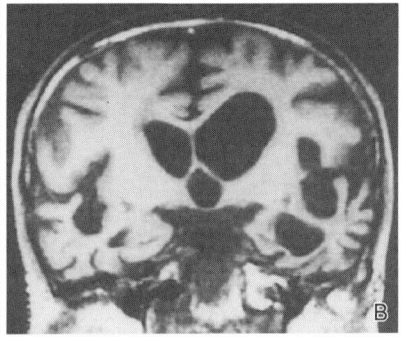

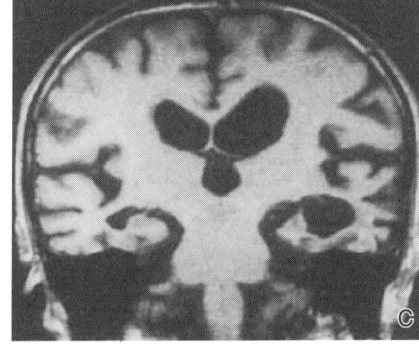

図 1-11　MRI T₁強調画像（冠状断）
A：側脳室前角レベル
B：より後方のレベル
C：海馬レベル

いる。海馬領域の萎縮は，ちょっとピック病としては問題ですが，でもこんなに強い限局性萎縮を示すものはピック病と考えられます。

　田邉　これだけ見たら，ピック病を疑うでしょうね。

　小阪　一応ピック病を疑う。

MRIで左右差が非常に目立つ。アルツハイマー病では，普通は左右差がなく，左右対称性ですが，図 1-11 A では明らかに左右差がある。しかも左に強い。よりピック病を思わせる写真ですね。

　田邉　ただ，慣れてくると，違うところがあるのです。側頭葉の底面がピック病では，もっとやせる。ペンペン草みたいに。ところがアルツハイマー病の場合は，底面はやせているけれども，それほどはやせない。重要な決め手だと思います。

　小阪　もっと後ろの断面を見ましょう（図 1-11 B）。

これだけを見ると，やはりピック病を考えるのが普通です。

田邉 これを見たら，縮みあがっていますからピック病をやはり疑うわけですね。もうひとつ前のレベルが一番僕は大事だと思うのですね。側頭葉のもうちょっと前のほうのレベルで，下のほうが残っている。側頭葉型ピック病では側頭葉の前弓底面のあたりがものすごくやせますから。

側頭葉型ピック病を疑う

小阪 もうひとつ田邉先生がいわれなかった点で注目したいのは，上側頭回がやられている。ピック病では上側頭回が残る。海馬もわりあいと残る。

田邉 上側頭回というのは，要するにウエルニッケ野。この場合はね。左の上側頭回がものすごくやせている。

小阪 これがピック病らしくない。それからそういう目で見ると，海馬もやせている。これで迷うのですね。

田邉 迷いますね。これを見ると，やはり尾状核も結構やられている。

小阪 やられています。そういう目で見ると，ピック病をまず考えるだろうと思います。しかし，これはアルツハイマー病です，後から見ると確かに上側頭回がやられているし，海馬も萎縮しているし，ちょっとピック病としては，問題かなということになる。

田邉 ただ，パッと見せられたら，慣れてこないとやはりピック病を考える。ですから，今いったようなところがポイントですね。

ピック病の非対称性

小阪 そうですね。そこが面白いですね。確かに海馬もわりとやられているのですね（**図1-11 C**）。

田邉 アルツハイマー病の左右の非対称性はなぜ起こるのでしょう。

小阪 どうしてかわかりません。ピック病では半分くらいは左右差がある。

田邉 左右差があって，左がやられることが多い。

小阪 その通りです。アルツハイマー病は，普通対称性といわれているので，こんなに左右差があるというのは珍しい所見です。

剖検像を見ましょう（図 1-12 A）。

これらは脳を後ろから見ています。左側です。前頭葉では眼窩部よりも穹窿面に萎縮が強い。前頭葉よりも側頭葉に明らかに萎縮が強い。尾状核も扁平化し，側脳室も拡大している。

もっと後ろの断面を見ましょう（図 1-12 C）。側脳室下角がかなり開いています。

田邉 後ろから見ていれば，前壁ですね（図 1-12 B）。

小阪 そうです。前壁です。側脳室前角の前の方を見ています。海馬傍回に注目してください。

田邉 海馬傍回で，側副溝がやはりかなり開いています。hippocampal fissure（海馬裂溝）の開大が一番目立ちます。

小阪 側副溝の開大が目立つという例です。前頭葉の萎縮もあるけれども，側頭葉に強い。

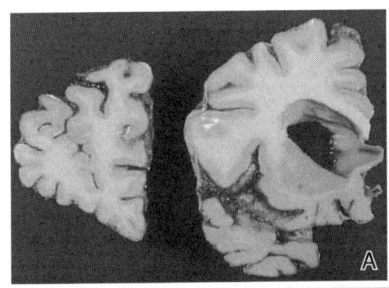

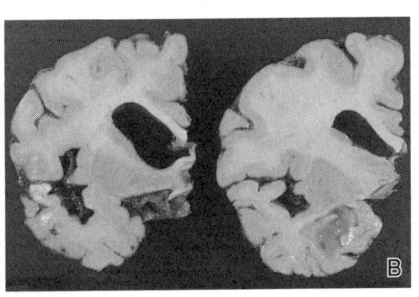

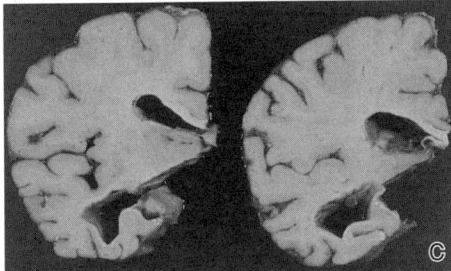

図 1-12 非定型アルツハイマー病の脳割面像（左側）
A：前頭葉・側頭葉前部
B：尾状核頭部と扁桃体を通る割面
C：海馬を通る割面

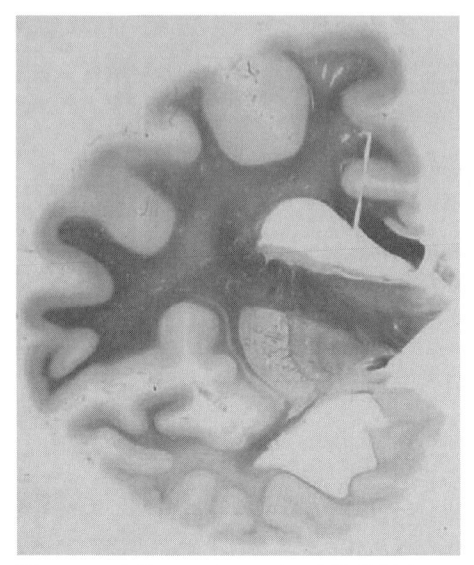

図 1-13　クリューバー・バレラ染色標本

萎縮が前ほど強く，後ろに行くと目立たなくなる。

　もっと後ろの海馬が出る断面ですね(図 1-12 C)。ご覧のように海馬も縮んでいる。これが問題です。側頭葉の底面だけでなく海馬自身も縮んできている。後ろの方へ行くと，上側頭回は比較的保たれている。頭頂葉領域の萎縮は目立たなくなっています。顕微鏡で見ないと，ピック病を考えるでしょうね。今私が指摘した点は別として。

　図 1-13 は Klüver-Barrera(クリューバー・バレラ)染色標本で，髄鞘染色をしたものですが，青く見えるところは髄鞘がよく残っている。ご覧のように，側頭葉の特に内側から底面では明らかに髄鞘の脱落が目立っている。そこでは，大脳皮質にも強い萎縮がある。

　図 1-14 A は大脳皮質の神経細胞の脱落の状況を示しています。側頭葉全体に目立ちます。前頭葉にもありますが軽い。しかし，前帯状回，それから島回といった，いわゆる辺縁系には強い傾向があります。

　田邉　帯状回は，普通は後部の方がやられている？

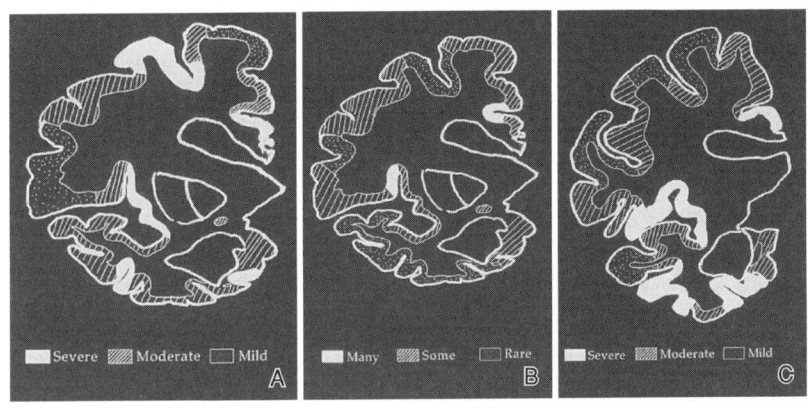

図1-14 神経細胞脱落の程度(A, C)と神経原線維変化の程度(B)

　　小阪　いや前部帯状回もやられます。
　　田邉　アルツハイマー病の場合，前部帯状回もやられていますか。
　　小阪　ええ，やられます。
　図1-14 B は神経原線維変化の分布状況です。全体に広がっています。
　図1-14 C はより後の部位の神経細胞の脱落の分布です。後部帯状回には強いですね。それから海馬傍回。それから側頭葉底面に目立ちます。島回。それから下頭頂小葉にもかなり強い神経細胞脱落がある。老人斑もたくさんあるし，神経原線維変化もたくさんあり，組織学的に見ると，文句のないアルツハイマー病です。

原発性失語と進行性失語

　　小阪　臨床的には，primary progressive aphasia ですね。原発性進行性失語を示したアルツハイマー病の報告は，Pogacar ら(1984)の1例の報告から始まって数例と少ないけれどもある。最初は Mesulam のいう primary progressive aphasia without dementia です。
　認知症を伴わない進行性失語というようなことを Mesulam が最初いいだしたのですが，私は認知症を伴わない症例はない，経過を見れば必ず認知症を伴ってくると思っているので，Mesulam の考え方には反対です。

多くはかなり長い経過をとって認知症が出てくる．しかし，この症例は6年の経過の患者ですから，長くはない．ピック病は，もっと長い経過の症例がより多いですね．経過がもっと長くなって，やっと認知症が出てきた症例があります．

側頭葉優位型のピック病と語義失語

田邉　最初は固有名詞が出にくいというのがあったが，どの程度出にくかったのか…．嗅内皮質のところにアルツハイマー性変化があったために取り出しの障害が目立つ．僕らでも三船敏郎の名前が出てこないとかいうことがあるが，いわれたら「ああそうか」とわかるのでいいけど，その程度がひどい．取り出しが「あれ，これ，それ」というように，あまり多くなると側頭葉の内側も病変が起きてきているということがあるのだろうと思う．

また，行くを帰るとか，語性錯語的なものが出てくる．側頭葉優位型のピック病で，いわゆる語義の障害が来る例は，もっと最初から，例えば「利き手って何ですか」というようなことをいったり，物の名前が語頭音を与えても出ないとか．そういう例は，アルツハイマー病例では報告がないです．簡単な日常語の具体語の了解障害は，おそらく最初は出ていなかったと思います．そこが一番の決め手で，ピック病の側頭葉優位型では語義の障害が比較的最初から出てくる．ただ，この症例は画像だけ見ると皆ピック病を疑うでしょうね．この症例で大事な点は，側頭極の底面のあたりと上側頭回が一応かなり前の方でも結構やせているという点です．ただし底面のやせはピック病ほど強くはない．

小阪　そうですね．後から見るとアルツハイマー病かなという感じがしますね．臨床像もね．固有名詞が出ないとか．

田邉　臨床は，今や画像診断がどんどん入ってきた．それを剖検で確かめていくということが可能になったのは最近です．臨床像を見て，これは病理的にどっちを疑うとかいえるようになったというのは最近です．

4．神経病理学の重要性

―― 病理自体が非常におろそかにされて，剖検例もどこの大学も非常に少ないですね。本当に少なくなっていますがずっと今まで，精神科と神経病理を両方された小阪先生にとっては嘆かわしい状況ではないですか。

A．画像診断の盲点

　小阪　そのとおりです。こういう症例は本当に貴重ですね。アルツハイマー病と皆いっていますが，本当は最後まで見て確認しないと診断ができない。こういう剖検例は非常に重要な意味があると思っています。画像でかなり詳しくわかるようになると，画像に頼ってしまう。画像に頼り過ぎるというのは問題です。

　田邉　病理はやはり大事です。僕らは偉そうなことをいっているけれども，それは小阪先生の症例とか病理の所見で，再検討させてもらい，いろいろなことがいえるわけですね。その背景がなかったら，画像だけでいくと非常に怖い。

　小阪　おそらくこの症例などは，画像だけではピック病にされてしまう。剖検しないとピック病です。

　―― 田邉先生は『痴呆の症候学』を書かれたときにピック病とアルツハイマー病の鑑別を中心に書かれたわけですがいかがでしょう。

　田邉　僕は病理学的な背景には，絶えず怖さをもっていましたが，それで振り返ってみて，臨床的に見て絶対こういうのは出てこないということ

をいえるようになりましたが，それは最近です。ですから，語義の障害を出す例でピック小体があるPick body diseaseといえるものは今まで報告はないといえるのです。報告のなかにはピック小体があると書いてあるものもあるけれども，実際はピック小体でなかったりね。アメリカの例を出して悪いけれども，Graff-Radfordという症例があって，これでは側頭葉が縮みあがっている。この例も意味性認知症 semantic dementia のなかへKenbridgeのJohn Hodgesなども入れているけれど，その報告をちゃんと見ると，了解障害はないのです。だから，語健忘はあるけれども，了解障害はない。その症例ではピック小体があるのです。要するに今までで，M病院の池田研二先生のところの報告を含め，ピック小体があった例で語義の障害をきれいに出した例はないのです。それはなぜかわからない。ものすごい萎縮があるのになぜ語義の障害が出ないのかというのはわからないけれども，そういう事実があるのです。ですから病理は一番大事ですよ。

B．病理にとって必要な臨床

── 全体的に神経病理学会でもだんだん会員が一時より少なくなってきているのではないでしょうか。

小阪 全体的に人体病理が低調で，神経病理もそうだと思います。

田邉 僕らもいけないといえばいけないけれども，やはり最後まで症例を追うべきですよ，ところが剖検率はどんどん減っているでしょう。

── 先生方はそういう習練をされて，病理の見方というのを徹底的に学ばれたと思いますが，これからそういうことを教える人が，どのように教えるかが問題ですね。

小阪 病理で一番大事なのは診断ですよね。病理ではいろいろな特殊染色をして診断する。基本的なルーチンの標本があり，それで診断をするのが一番大事です。しかし，そういうことができる医師が減ってきている。

4. 神経病理学の重要性

神経病理で私のような仕事をしようと思うと，ものすごく時間がかかってしまう．最近の若い人は，免疫染色を使って簡単に答えが出るような仕事を好みます．そうすると，基本の診断を下すということ自体が，だんだんできなくなってきた．それを嘆いています．

── 病理解剖は全ての医学の基本ですね．

小阪 もちろんです．

田邉 そりゃそうです．

── そこがおろそかになると，今度は画像だけで診断したものの，何十％かは誤診ではないかということになりませんか．

小阪 本当は臨床も病理も見るというのが基本なのです．ところが，これだけサイエンスが発達してくると，そんなことをやっていたのでは新しい仕事は出ないわけです．

田邉 名前は出さないけれども，認知症をやっている先生でこの前，東京のほうからその先生の紹介の患者が来て，話していたら，「あの先生が私に1回も触ってくれませんでした」という．「こんなことを聞かれたのと違うか」と言ったら，「いや，一切先生からは聞かれていません」と．横の部屋に連れていかれて，女性の人に長谷川式とかとられて，粗点だけを見ている．僕も啞然としました，その方は初診の患者さんですが，医師が患者に触れない．要するにテストと画像だけ．

小阪 それは基本的に問題ですね．そうなってくると，困っちゃうね．嘆きたくなるね．

── ピック病とアルツハイマー病についてですが，ピック病の報告はアルツハイマー病の前ですか，後ですか．

小阪 ピック病のほうが早い．

田邉 Pick の最初の報告は1892年で，最後は1906年です．

── 先ほど先生が言われたように，Kraepelin がアルツハイマー病と名前をつけたのは1910年ですね．

小阪 はい．ピック病という名前をつけたのは，大成潔と Spatz で，1926年ですから，もっと後なのです．しかし症例の報告は Pick が早い．

5．前頭葉症状が目立つアルツハイマー病例

　小阪　次は前頭葉症状が目立ったアルツハイマー病の例です。初老期例ですね。48歳の男性です。これは私がずっと診ていた例です。40歳のときに仕事のミスが多くなってきて，忘れっぽい，道に迷う，ぼーっとしていることが多いということで発病しました。45歳のときにお金の計算がうまくできない。火の始末がうまくできない。自他の区別ができないというような症状が出てきました。それでM病院に紹介されて入院になった症例です。

A．自発性の低下

　小阪　入院中ずっと見ていますと，無欲，無関心，無感情，意欲低下が前面に立って非常に目立つという状態でした。認知症が中等度程度のわりには，この症状が非常に目立つというのがこの人の特徴です。少しすると，健忘失語のような形で言葉がなかなか出なくなって，うまく書けなくなってきたり，計算ができないということが目立ってきた。
　失語，失行，失書，失算というような症状が明らかになってくる。そのうちに自発性の減退がますます目立って，何もしないでぼさっとしていることが多くなった。とうとう自発語もなくなって，しゃべらなくなった。翌年の46歳時にはもう何もしゃべらないし，何もできない。高度認知症の状態になり，無言の状態。自発性が全くなくなった状態。それがずうっと続いた。まもなくけいれんが起こり，原始反射がみられるようになった。このときには前頭葉症状が明らかです。

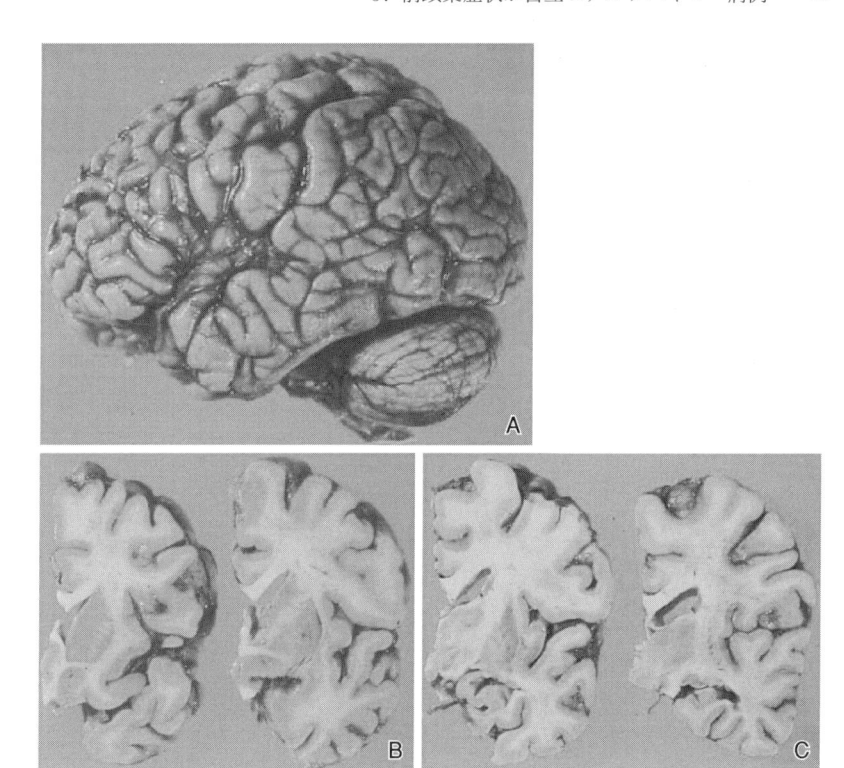

図1-15 前頭葉萎縮が目立つアルツハイマー病
A：左側面像　B：線条体を通る断面像　C：視床，海馬を通る断面像

　48歳頃から気管支肺炎に罹患し，寝たきりになって，ついに最後は肺炎で亡くなった。8年の経過です。これは臨床的にもアルツハイマー病と診断をしたのですが，前頭葉症状がとにかく非常に目立つ。とくに前頭葉の穹窿部の意欲減退，自発性低下，発語の減少が非常に目立った症例です（図1-15）。

B. 前頭葉穹窿面の萎縮

　小阪　この症例では，ご覧のように脳全体の萎縮がありますが，やはり前頭葉に強い。特に穹窿面に強い萎縮がある(**図1-15 A**)。側頭葉はわりとしっかりしている。脳重量は1,250 g。

　割面を見ると(**図1-15 B，C**)，側脳室の拡大はあまり目立たない。側頭葉の萎縮もみられない。わりとしっかりして見える。そういう目で見ると，全体がちょっと萎縮していますが，表面で見たよりは意外としっかりしている。海馬領域の萎縮もそんなに目立たない。脳全体は小さいのですが，特に海馬傍回の萎縮が目立つというほどではない。

　しかし，組織病理像を見ると，明らかにアルツハイマー病です。神経原線維変化も老人斑もたくさんあります。

　田邉　やはり側副溝は開いています。海馬傍回自体はそんなにはやせていないけれども，やはり側副溝が開く。

　小阪　そうですね。開いていますね。

　田邉　ただ，程度としては軽い。

　小阪　全体に脳の萎縮も軽い，脳重量もさほど軽くないです。

　図1-16Aは神経細胞の脱落の分布を示したものです。細胞脱落は脳全体にあるのですが，軽い。

　老人斑はびっしりありますね(**図1-16 B**)。前頭葉に非常に強い。側頭葉にもありますが，前頭葉に特に強い。これは文句のないアルツハイマー病の症例です。アルツハイマー病では海馬とか後部連合野が強調されていますが，前頭葉から始まる症例もあるということを示す症例です。そういう意味では貴重な症例です。臨床的にもそうです。

　田邉　先生がいわれた前頭葉穹窿面の病変が強く，意欲の低下と自発性が落ちる。剖検していないけれども，脳の後方症状も同時にもっていて，一見，'going my way'的に自分のしたいようにするなど，「ピック病らし

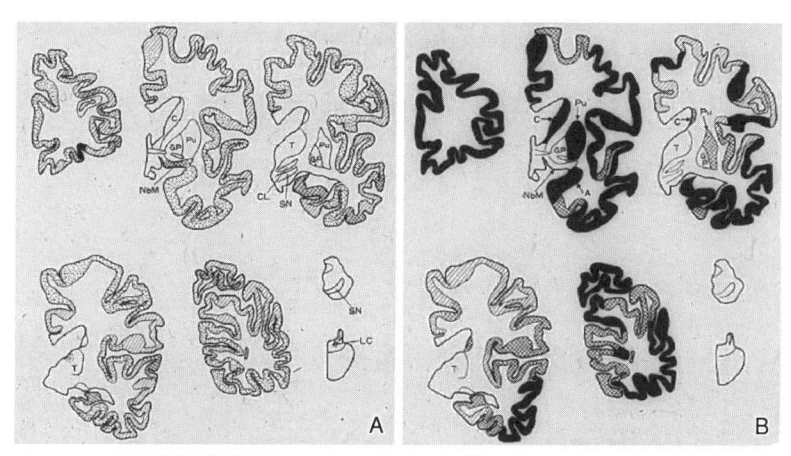

図 1-16　前頭葉萎縮が目立つアルツハイマー病
A：神経細胞脱落の分布　B：老人斑の分布

さをもつ症例」もあり，外国の剖検例の報告でもそう書いてある症例がある。これは穹窿面だけでなく，底面のほうもやられている症例なのでしょうね。

　小阪　これは私がずうっと臨床を診ていたから非常に印象的です。

　田邉　記銘力障害，後方症状があるけれども，自発性の低下が早く出てくる。

　小阪　それが前景になる。もちろん後方症状も出ますが前頭葉症状が前景になった症例です。

6. ピック病様の前頭側頭葉萎縮が目立つアルツハイマー病例

A. セリフを覚えられない女優

　小阪　これも私が診ていた患者ですが，臨床的にはピック病であると最後は考えた症例です。ピック病様の前頭側頭葉萎縮が目立った例です。

　田邉　僕がいったようなものですね。

　小阪　これは先ほどいったように左右差がそんなに目立たない。61歳のやはり初老期の患者です。この人は女優で，47歳のときに女優なのにセリフが覚えられないという支障が最初に見つかった。そのうちに撮影があるのに約束を守らないようになった。

　田邉　それは，物忘れで約束を守らないのか，すっぽかすのか。

　小阪　おそらく物忘れのせいでしょう。象徴的なのは女優なのにセリフが覚えられないことです。

B. 語間代の出現

　小阪　48歳のときにM病院に入院しました。このころは私が診ていませんからわからないのですが，全般性の認知症症状があって，自発性自体が非常に乏しくなったのはすぐ前の症例とちょっと似ています。そして，アルツハイマー病に昔は特徴的といわれたロゴクロニー(語間代)が目立った。

　田邉　「私しししし」と最後の語が続く。間代性の語の繰り返しですね。

小阪　前はアルツハイマー病の特徴的な症状といわれていた。

田邉　そんなには出ない。

小阪　今はあまりいわれないですね。それからもうミオクローヌスが出てきた。それで，アルツハイマー病と診断された。このときは画像がなかったころです。コンタクトのあり方も特有でアルツハイマー病と診断されたのですが，症状がだんだん進行した。ところが，56歳のときに口唇傾向 oral tendency が目立ち始めた。側頭葉症状です。

口唇傾向の出現

―― 口唇傾向とはどのような症状でしょうか。

小阪　手に触れた物を何でも口に入れてしまう。このころにはもうすでに発語がほとんどなくなり，周囲に無関心になって，ただ無目的に病棟のなかを徘徊する。歩き回り，話しかけてもコミュニケーションがとれなくなってきた。こういう時期に私が診たのです。このときにCTが入りまして，古いけれどもCTを見ると，前頭・側頭葉の萎縮が非常に目立った。

C．ピック病を疑う

田邉　このようになったら，前頭葉優位型のピック病の疑いということになる。

小阪　それで，私自身ピック病を疑った。3年後には寝たきりになってしまって，60歳で亡くなった。14年，長い経過ですね，最後の頃，長い間，ずうっと私が診ていました。臨床像を見ると，ミオクローヌスやロゴクロニーは別として，前頭・側頭葉型のピック病をまず考える。

田邉　セリフも覚えられないというのも，ある意味でいったら意に介さないということで覚えられないのかという解釈も成り立ちますね。

小阪　記憶の障害なのかということ。

田邉　そこが解釈として成り立つので，記載だけ見たら，前頭葉優位型

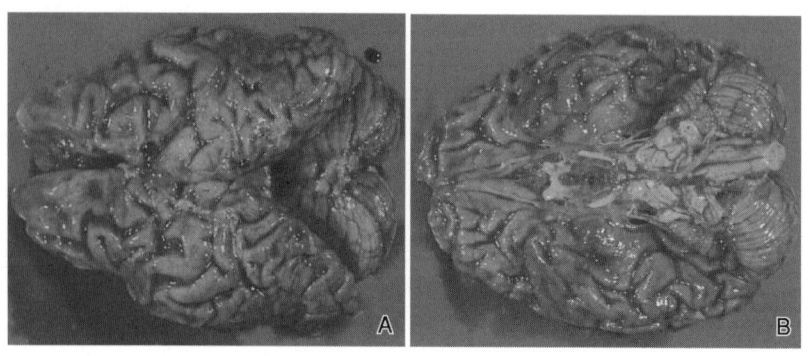

図 1-17 ピック病様の前頭・側頭葉萎縮をきたしたアルツハイマー病
A：脳の穹窿面　B：脳の底面

というのも出てくるでしょうね。

　小阪　そうですね。

　──　この方は，女優ですから，一番の命のところがやられて，かわいそうでしたね。

　小阪　おそらく記憶が障害されているだろうと思うのですね。アルツハイマー病でも，例えば，自分で商売していた場合には計算が最後まで残る。特に手続き記憶なんかは残りますからね。私の患者さんで歯科医の方がいますが，発病しても歯の治療を続けていたという例があります。しかし，この人はセリフですからね。

　田邉　セリフはなかなか手続き記憶だけではだめですからね。

　小阪　陳述記憶はどうしても早くやられてしまう。次をご覧ください（**図 1-17**）。

　画像はもってきてないのですが，剖検時の脳に非常に強い萎縮がみられます。前頭葉に強い。これを見たら，ピック病だと考えますよ。

　田邉　それこそ画像があったら，今の目で見たら，どっちを考えるかということが興味深いです。

　小阪　そうですね。最後の頃の画像は多分あるはずです。

　田邉　おそらく最初，小阪先生だって迷われていると思います。CTと実際に取りだした脳と違うから。頭の中で浮かんでいるものと，取りだし

てきたものは違う．今や臨床を診て，画像所見をもらってどんどん自分で切磋琢磨，練習していけば，けっこうものがいえるようになっているわけです．

　小阪　この症例は臨床的にはピック病以外に考えられないと思った症例です．やはり側頭葉の病変が強く，茶褐色調を示している．前頭葉では眼窩面にも強い萎縮があるが，穹窿面の萎縮がものすごく強い．これではやはりピック病を考えるよりないでしょう．

　肉眼像を見たときに，やっぱりピック病だと思ったのですが，実はきれいなアルツハイマー病なんです．こういう症例もあるのでびっくりしてしまう．こういう症例は，剖検しないとわからない．ピック病だと思ってしまいます．

　田邉　ぜひ画像を見てみたいですね．ピック病に特徴的なくさび状の萎縮にまでなっているかどうか…．

　小阪　かなり強い萎縮があったと思うのですよ．それでピック病としたと思います．

7. posterior cortical atrophy を示した症例

A. バリント症候群とゲルストマン症候群

　小阪　今度の症例は posterior cortical atrophy を示した症例で，頭頂・後頭領域の皮質の萎縮を示しています。頭頂・後頭葉領域の萎縮はアルツハイマー病に多いのですがこの例は62歳の男性です。55歳のときにコップを取ろうとして倒してしまう。これは視空間認知の障害でしょうか。

　田邉　おそらく視空間認知操作の障害，バリント症候群的ですね。

　小阪　そうそう。バリント症候群です。物を取ろうとして引っかけてしまってこぼした。56歳時には，歩行時に机にぶつかる。机自体がわからなくて，ぶつかってしまう。57歳時，ときどき道に迷うという視空間認知の障害です。さらに物忘れが目立ってきた。この人は竹細工の職人なのですが，長年していた竹細工ができなくなってきて，だんだん認知症が進行していって，私のもとを受診した。長谷川式改訂版では6点，このときはすでにバリント症候群，ゲルストマン症候群が明らかに目立ちました。(図1-18 A) MRI の側面像で見てもわかります。後部連合野に強い萎縮がある。

　水平断の MRI 像 (図1-18 B，C) です。前のほうにも萎縮があるのですが，後部連合野から後頭部に強い萎縮がある。側脳室も後ろのほうでより強く開いています。

　SPECT (図1-19 A) を見ると，全体に大脳の血流低下がありますが，頭頂後頭葉で強い。

7. posterior cortical atrophy を示した症例   53

図 1-18 posterior cortical atrophy を示すアルツハイマー病の MRI T_1 強調像
A：側面像
B：水平断像 1
C：水平断像 2

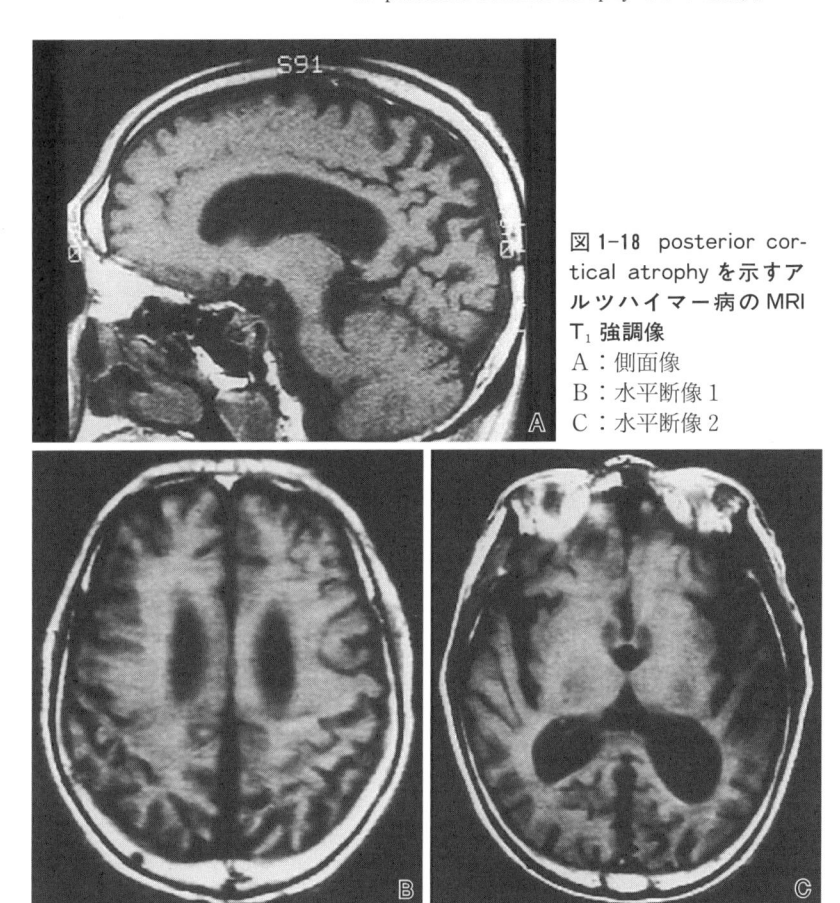

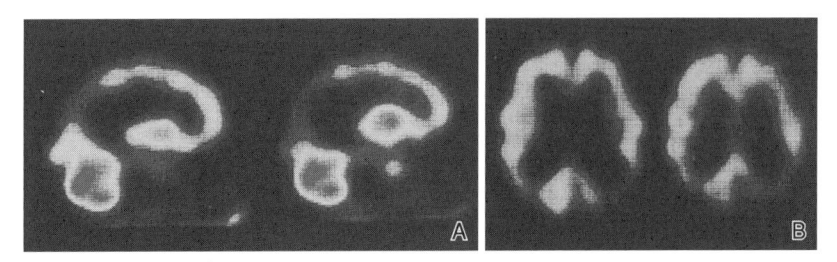

図 1-19 SPECT 像
A：側面断像　B：水平断像

田邉　多少左に強い。

小阪　左に強いです。

田邉　今の症例は記銘力障害もおそらくあるけれど，そんなには強くない？

小阪　私が診たのは，終わりのほうですから，記銘力も大分やられていました。

田邉　最初の頃はバリント症候群が目立つ。それがひとつの特徴です。

B．posterior cortical atrophy

小阪　こういうのをposterior cortical atrophyといっています。posterior cortical atrophyはアルツハイマー病に多いけれども，Neumannのsubcortical gliosisもあるようです。今の症例は典型的な古典的な初老期のアルツハイマー病です。

8. 側脳室の後角に著明な拡大があった アルツハイマー型老年認知症の症例

A. 被害妄想

　小阪　これも特殊な症例です。側脳室の後角に著明な拡大があったアルツハイマー型老年認知症の患者です。85歳の女性です。80歳のときに長男夫婦と一緒に同居していて，息子が不動産屋にだまされたというふうに被害的になった。物忘れがだんだんひどくなって，82歳頃に被害妄想が目立ってきた。いわゆる普通の「物盗られ妄想」とは違うような症例ですが，まとまった会話ができなくなってY大病院に入院した。

　このときの長谷川式の改訂版が14.5点で，明らかに落ちています。画像を見て，後角の拡大が目立ったので，おかしいなと思った。その後，歩行が不自由になり，まもなく寝たきりの状態になった。ずうっと被害妄想があり，物を盗られるというだけではなくて，ちょっと詳しいことを忘れてしまったけれども，何かをされるという被害妄想があった。夜間に大声を出して，夜になると，いつも周囲の人から苦情が出て，介護困難になる。

　田邉　こういう「物盗られ妄想」と違う，ある程度具体性を持つ被害妄想が老年期のアルツハイマー型認知症にみられた場合など，老年期精神病と呼ばれることがある。そういう病態が重なっている可能性もありますか。

　小阪　それは何ともいえないです。

　田邉　アルツハイマープラスということで。

　小阪　何ともいえませんが，認知症が加わってきたことは明らかです

ね。この人は，被害妄想に加えて，大声を出すとか落ちつかないとかいう症状が目立って，関連病院に転院させた症例です。

　84歳時には軽度の筋固縮がありました。認知症は目立って，大声で奇声を発して，病棟のなかでだいぶ目立った。夫が誘惑された。泥棒が金をとった。背中の下に子どもが潜っている。虫の塊があって，夜中になると出てくる。寄生虫妄想みたいなそんな症状も出てきた。夜は特に落ちつかないです。昼間はわりと無口で，他患との交流がない。栄養状態が改善すると，自分で食事をとれるようになります。夫の面会時には一応わかって笑顔を見せ，家族は見わけられる。相貌失認とも違うし，先ほどの posterior cortical atrophy とも違う。しかし，薬を吐きだして「おまえはニセ医者だから答えない」などという，拒絶的な行動障害がわりと目立ってきた。この人は，残念ながら心不全で急に亡くなってしまった。

　田邉　こういうのは，先生のいう「アルツハイマー病らしさ」ではない。

　小阪　それはないです。

　田邉　それこそ「おまえはニセ医者だから答えない」とか，被害的な妄想などのベースの性格的なものが，根本的な元々のものがかなり効いてくるのだろうと思う。

　小阪　この人はずうっと一人暮らしでした。それで，80歳で長男と同居してから症状が出てきたのですね。おそらく長い間一人暮らしで…。

　田邉　偏りがあるのでしょうね。

B．late paraphrenia

　小阪　そういう人に出てくる late paraphrenia みたいですね。ところが，認知症が目立ってきた。かなり派手な症状が出てきた。

　田邉　全部が認知症の症状みたいにいわれていますが，今先生がいわれた late paraphrenia が一緒に病態として加わっているという解釈も成り

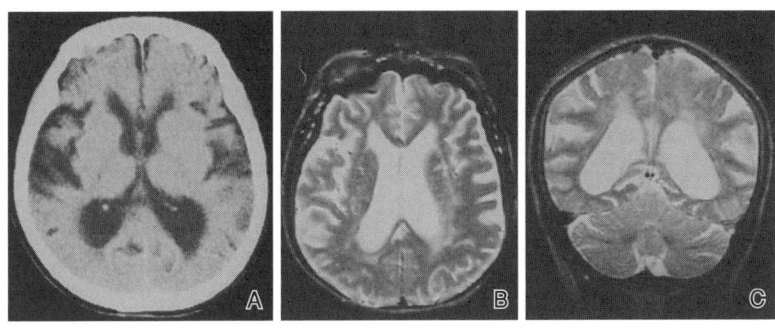

図1-20 側脳室後角に著明な拡大をみたアルツハイマー型老年認知症の画像
A：CT像　B：MRI T_2 強調画像，水平断　C：MRI T_2 強調画像，後頭葉の冠状断

立つわけです。これは，ただし何ともいえない。

　小阪　興奮とか，まとまりない行動とか奇声ですね。そういう行動面の障害がかなり目立った。

側脳室の後角の拡大

　小阪　画像を見ると，側脳室の後角に著明な拡大がみられた（図1-20）。これがこの症例の特徴です。脳の前のほうはわりと保たれています。確かにシルヴィウス裂は開いていますが，後角ですね。後角の拡大が非常に目立っている。しかし頭頂後頭領域の萎縮が強いかというと，そうでもない。

　田邉　皮質の萎縮はあまり目立たない。

　小阪　後頭葉の皮質は保たれている。

　田邉　さっきの posterior cortical atrophy とは違う。

　小阪　あの症例は皮質がやられています。

　図1-20 B は MRI の T_2 強調画像です。これを見ると，前の方の萎縮がありますが，後ろはあまり萎縮がない。ところが，ご覧のように前の方の脳室はわりといいけれども，後ろの後角のほうに強い拡大がある。よく見れば，確かに皮質の萎縮もありますが，そんなに目立たないですね。剖検

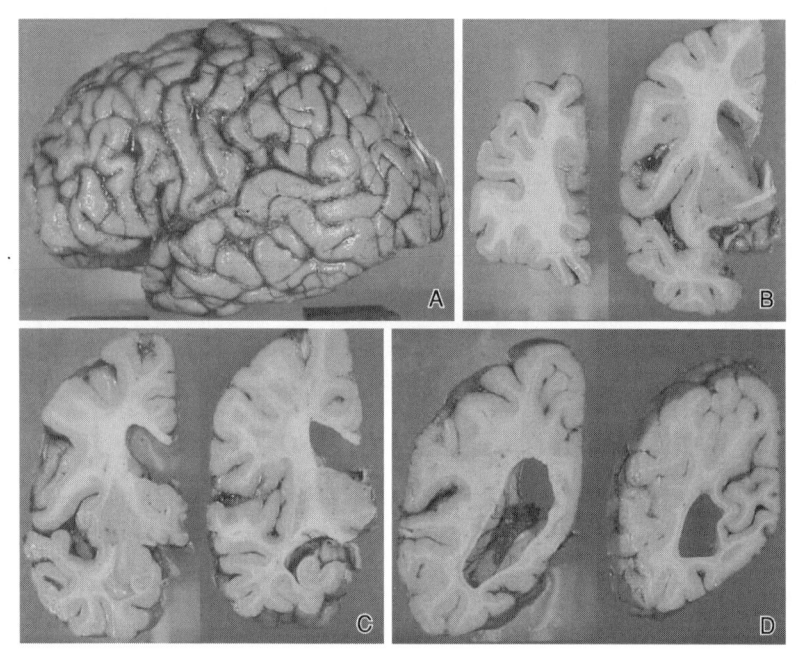

図 1-21　側脳室後角の拡大が目立ったアルツハイマー型認知症の脳
　A：左側面像　B：前頭葉，側頭葉前部の割面像　C：脳割面扁桃核・海馬レベル　D：脳割面，後頭葉レベル

で見ると(図 1-21 A)脳はわりとしっかりしている。外から見ると，何も問題はないように見える。

　割面で見てもしっかりしています。アルツハイマー病とは診断できない。

　海馬のレベル(図 1-21 C)では，側脳室の下角はちょっと開いていますけれど海馬，海馬傍回はわりあいしっかりしている。ところが後角は開いている(図 1-21 D)。ちょっとアルツハイマー型老年認知症とは考えにくいものです。

　図 1-22 はクリューバー・バレラ染色標本です。後角が開いているのに大脳白質は知らん顔しているのですね。大脳皮質もしっかりしています。

　田邉　脱髄はそんなに強くない。

8. 側脳室の後角に著明な拡大があったアルツハイマー型老年認知症の症例

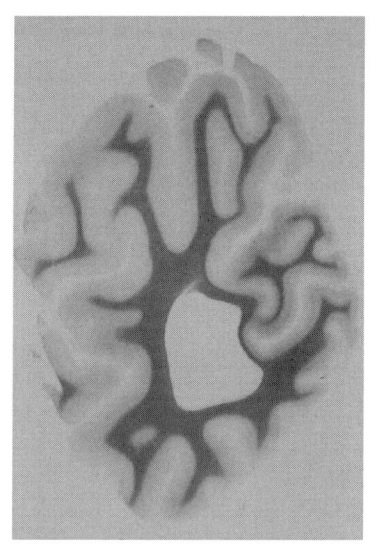

図1-22 後頭葉のクリューバー・バレラ染色標本

小阪　目立たない。病理学的にはこれもアルツハイマー型老年認知症です。変わっていますね。

田邉　変わっていますね。こういう症例は何例かあるのですか。

小阪　これは私にとって初めてです。それで報告しています。

田邉　後角の拡大をときどき見るけれども，こういう精神症状が強いかどうかといったら，もっと症例が集まらないとわかりませんね。

小阪　だいたい行動障害が多いということはありますね。松下正明先生が後頭葉性認知症と書いたものでは行動面の障害を強調したがああいう症例だと思います。ただ，この症例では皮質ではなくて，白質の萎縮ですね。

田邉　しかし，全然 posterior cortical atrophy のような皮質の症状は出ていない。

小阪　ないです。

田邉　皮質は保たれている。

小阪 そうです。アルツハイマー病変は軽いのです。アルツハイマー型老年認知症であることは間違いないけれども，後頭葉の皮質の障害はそんなに強くない。

田邉 精神病様の症状ですね。

C. 相貌失認の出現

—— 先ほど相貌失認ではないと言われましたが Oliver Sacks が『妻を帽子とまちがえた男』で紹介したような認知症の場合に一般的に奥さんがわからなくなるとか，そういう例はありますか。

田邉 相貌失認と呼んでいますが，進んでしまうとわからなくなる。相貌がわからないのか，全般的な認知症が進んでいるか。失認や失行とか，個々を見られないようになっている。ただ，バリント症候群がある場合，相貌失認はそんなに起こらない。

小阪 相貌失認なら早くから出ますから。

田邉 相貌失認という言葉を気軽に使っているけれども，きれいな意味での相貌失認かといったら，わからないのです。

小阪 右側の側頭葉の強い萎縮が起こるときの相貌失認でも認知症が進んでくるとそれはわからなくなりますね。

田邉教授の世界漫遊記・2

notes on frontotemporal dementia and Pick's disease conference

　frontotemporal dementia and Pick's disease conference が，St. Joseph's hospital の Andrew Kertesz 教授の主催で，2002年9月13-15日の期間，人口50万人，テムズ川も流れる閑静なカナダはオンタリオ州ロンドンで開催された。Kertesz 教授は田川皓一先生が会長の第23

回日本神経心理学会の特別講演を務められ，失語症検査 WAB（western aphasia battery）の作成者としても有名である。

　筆者は，scientific advisory committee の一員として呼んでいただいたが，カナダ，アメリカを主体に約 50 名の研究者が参加し，臨床から遺伝的側面，さらには疫学とテーマは多彩であった。ただフランス Lille の Dr. Pasquier からも尋ねられたが，前頭側頭型痴呆を提唱した Manchester と Lund の研究者達が参加していないのは残念であった。カンファレンスの概要は"Annals of Neurology"に近々掲載される。ここでは，変性疾患による失語症の問題を焦点に，テストではなく，臨床神経心理学を専門とする者として今回のカンファレンスで気になった点をいくつかあげてみたい。

1）用語の混乱

　まず指摘しておかなければならないのは，用語の使用上の混乱である。最近，前頭側頭型認知症 frontotemporal dementia の temporal variant, frontal variant という用語が，イギリスの Cambridge の研究者たちあるいはアメリカの San Francisco の研究者たちを中心に用いられている。これは Lund & Manchester Group が 1994 年に提唱した前頭側頭型認知症の概念を誤解，あるいは曲解したものである。すなわち，temporal variant は図に示した前頭側頭葉変性症のなかの semantic dementia に相当し，frontal variant は前頭側頭型認知症そのものである。1998 年に発表された前頭側頭葉変性症のコンセンサスに従い，いらぬ混乱をまねく必要はないと筆者は考えるが，この混乱の要因，経緯[注1]ならびに筆者の見解[注2]については別誌を参照されたい。なお，この用語を巡っての混乱の背景には，アルツハイマー病の臨床診断基準である NINCDS-ADRDA に対応するようなものを作るにあたってのリーダーシップを誰がとるか，という問題もありそうである。

2）semantic dementia と原発性進行性失語

　今回，特に気になったのは，原発性進行性失語 primary progressive aphasia の提唱者である Mesulam 自身が，側頭葉前下方部に変性の主座をもつ葉性萎縮例の相当数が原発性進行性失語（以前は認知症を伴わない緩

（つづく）

徐進行性失語：slowly progressive aphasia without dementia と呼ばれていた病態）に含まれる可能性に言及していた点である。

確かに萎縮が側頭葉にほぼ限局している場合，言い方を換えれば，失語症状のみがある程度の期間増悪し，少なくとも発症後2年間は認知症症状が目立たない場合は，Mesulam の原発性進行性失語の最近の診断基準に合致する。ただし，葉性萎縮により語義失語像を呈する症例の大半は，病初期記銘力障害や脳の後方症状を呈することはなく，一応自立した生活は可能であるとはいえ，障害への深刻味はなく，以前の人となりとは変わっており，やはり semantic dementia と呼ぶ方が適切である。むしろ，病識も明確で認知症とは呼びがたい，まさに原発性進行性失語に該当する症例の多くは，シルヴィウス裂後枝周囲の限局性萎縮例が多く，失語型としては非流暢型が多い。Manchester グループの前頭側頭葉変性症のなかの進行性非流暢性失語群（図）の一部の症例は，臨床的には，Mesulam の原発性進行性失語に相当する。

ちなみに，Manchester グループの進行性非流暢失語は，Mesulam と Weintraub らによって提唱された，認知症を伴わない緩徐進行性失語あるいは原発性進行性失語とは同一ではない。進行性非流暢失語は，構音の障害を伴う非流暢性の失語像を呈し，神経病理学的にも規定されている。

一方，原発性進行性失語は，失語型は流暢，非流暢のいかんは問わず，神経病理学的な制約もなく，現実に後述の非特異的病理像を有する例，ピック

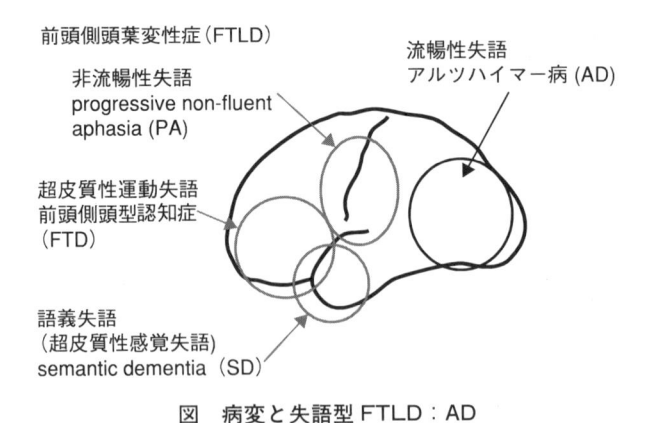

前頭側頭葉変性症（FTLD）

非流暢性失語
progressive non-fluent aphasia (PA)

流暢性失語
アルツハイマー病 (AD)

超皮質性運動失語
前頭側頭型認知症
（FTD）

語義失語
（超皮質性感覚失語）
semantic dementia （SD）

図　病変と失語型 FTLD：AD

小体を有する狭い意味でのピック病例，アルツハイマー病例とさまざまな病理所見が報告されている。なお，進行性非流暢性失語は前頭側頭葉変性症のなかに入れられているが，その萎縮中心は左シルビウス裂周囲にある。したがって，進行性非流暢性失語では前頭側頭葉だけでなく頭頂葉の前方部も侵襲されている。

　筆者は病識を重視するが，「認知症ありとするかなしとするか」は診断基準も含めかなり診断者の恣意的側面に委ねられており，加えて発症の時期を特定するのは難しい。認知症の有無をうんぬんするより，なぜ失語，失行，失認あるいは健忘といった道具障害だけが，ある程度の期間目立つのか，言い換えればなぜ変性部位が相当期間局所に留まるのかを検討していけば，変性疾患の進行を防ぐ，あるいは病態の解明への手立てを得られるかもしれない。単にまれな病態の報告ということではなく，そういう点で，原発性進行性失語，進行性後方大脳機能障害(progressive posterior cerebral dysfunction)，進行性孤立性健忘症(progressive isolated amnesia)といった病態は意義をもっているのではなかろうか？

　筆者自身は前頭側頭葉変性症の疫学について話をしたが，疫学を語るためにはまず適切な診断が必須である。その点，この病態はしばしば誤った診断が下されており，これは日本だけでなくヨーロッパやアメリカでも同様である。そして，この病態をテストでとらえるのは困難であり，認知症のテストにはひっかからないこともしばしばある。これらの点については先日，大東祥孝会長の第26回日本失語症学会のとき来日したManchesterのNeary教授も全く同意見である。最後に強調しておきたいが，神経心理学は決してテストではない。まず患者を診ることから始まる。そこにはおのずと症候学が要求される。

(注1) 田邉敬貴：前頭側頭型痴呆の臨床概念．老年精神医学雑誌 11；1263-1266，2000．
(注2) 田邉敬貴：痴呆の症候学—Semantic dementia (意味性痴呆) について．神経進歩 46；907-911，2002．

第 2 章
非アルツハイマー型変性認知症

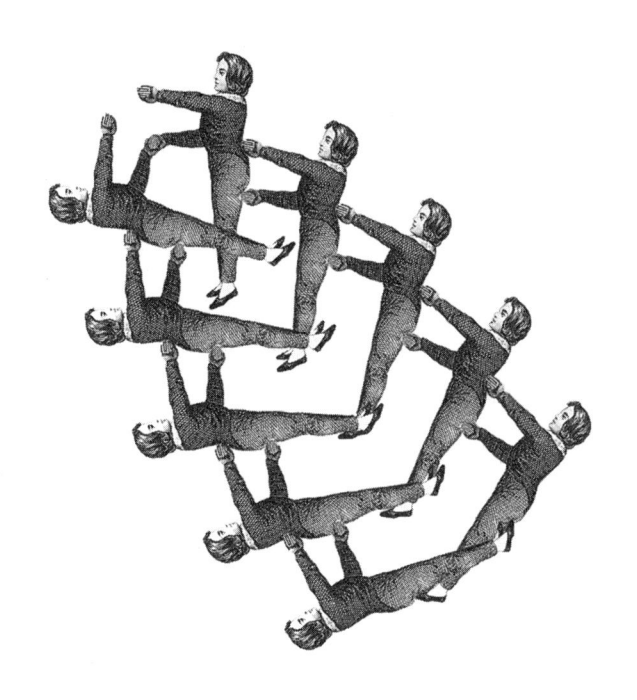

小阪　第2章は，非アルツハイマー型変性認知症 non-Alzheimer degenerative dimentias という大きなテーマです。表2-1は私の分類です。どちらかというと，臨床病理学的な観点で作った分類です。レビー小体型認知症(DLB)はレビー小体という小体が出てきて起こる認知症です。それから神経原線維変化型認知症は神経原線維変化が主病変となって起こる疾患で，いろいろなものがあります。

田邉先生が専門の前頭側頭型認知症ですが，ピック病を中心としていろいろなものが入ってくる。遺伝関係があるということでは FTDP-17，詳しくいうと，「17番染色体と連鎖した前頭側頭型認知症・パーキンソニズム」という疾患があります。グリアタングル型認知症というのは皮質基底核変性症や進行性核上性麻痺が相当し，グリアのなかにタウ陽性のタングルがたくさん出てきて認知症が起こるもので，このグリア封入体は最近話題になっています。また嗜銀性グレインが出る認知症 argyrophilic grain dementia があります。これは最近の新しい概念ですが，これについてはまだ臨床像が明白でなく，疾患単位というほど明瞭ではないので，今回はお話ししません。それ以外に，皮質下の諸核に変性が起こり認知症を示すような病気ということで，ハンチントン病とか視床変性症等々があります。この分類に従い，その主なものをお話ししましょう。

表2-1　非アルツハイマー型変性認知症の分類(小阪)
- レビー小体型認知症(DLB)
- 神経原線維変化型認知症
    石灰沈着を伴うびまん性神経原線維変化病，辺縁系神経原線維変化認知症，パーキンソニズム・認知症コンプレックス
- 前頭側頭型認知症(FTD)
    ピック病，ALS認知症，前頭葉型認知症
- FTDP-17
- グリアタングル型認知症
    皮質基底核変性症(CBD)，進行性核上性麻痺(PSP)
- 嗜銀性グレイン認知症
- 皮質下核に変性の主座を有する認知症
    ハンチントン病，視床変性症など

1. レビー小体型認知症(DLB)

　小阪　まずレビー小体型認知症 dementia with Lewy bodies(DLB)です。
　この疾患は最初にいいましたように，今やアルツハイマー型認知症に次いで2番目に多い高齢者の認知症性疾患で，最近有名になった病気です。1976年以降，私が次から次へと報告して，最初日本で有名になって，1984年の論文で，私が欧米では見逃しているということを強調してから1985年以降欧米でもどんどん報告され，国際的に有名になったものです。そして1996年にレビー小体型痴呆(DLB)という名称が提唱され，診断基準ができたという疾患です。後からまた説明しますが，このレビー小体型

────── Dr. Kosaka's eye・3 ──────

レビー小体病

　レビー小体病 Lewy body disease は，1980年に小阪らが提唱したもので，現在では「慢性進行性の神経精神疾患で，臨床的には主として初老期・老年期，ときには若年期にパーキンソン症状により発症し，認知症が加わることもあるが，症例によっては進行性の認知症が先行することもある。神経病理学的には中枢神経系・交感神経系に多数出現するレビー小体とその好発部位における神経細胞脱落によって特徴づけられる」と定義され，脳幹型(パーキンソン病)，移行型，びまん型(びまん性レビー小体病)，大脳型の4型に分類される。最近では，パーキンソン病・認知症を伴うパーキンソン病・レビー小体型認知症を含む総称として理解されている。

認知症にはいろいろなタイプがあります。

A．びまん性新皮質型のレビー小体型認知症症例

　小阪　まずびまん性新皮質型(通常型)の症例です。これが典型的なレビー小体型認知症の像です。これは比較的早く亡くなった症例ですが，ずっと私が診ていた70歳の男性です。この人は東大を出た秀才でして，ある有名な会社の役員をしていました。非常にまじめな人です。奥さんと二人暮らしですが，67歳のときに会社を退職しました。そのときに，保険会社と少々トラブルがあって，大した問題ではないのですが，まじめな人なので，それを苦にしました。そのために，だんだん眠れない，体が疲れやすい，憂うつだという，うつ病のような症状が出てきました。近医で血圧も高いが，うつ病だといわれて抗うつ薬の治療を受けていましたが，よくなりません。そのうちに，ときどきつじつまの合わない，わけのわからないことをいう。落ちつかないことがある，そして包丁で胸を刺そうとしたという自殺企図もあるということで，私のところを受診し，入院となりました。

　抑うつ的で，「そこに黒い服を着た男の人が立ってこちらを見ている」という具体的な内容の幻視体験がある。それから，「悪いことをしてしまった，罪なことをしてしまった」というような罪業妄想。

　また「人から悪さをされる」という被害妄想がみられて，精神症状がわりと目立つ。そのときは認知症ははっきりしませんが，軽い記憶と見当識の障害があって，本人自身，「ぼけてしまいました。何とか治してください」と私に訴えるという状況でした。神経学的には問題ありませんでした。

　入院してから，「みんなから犯人扱いされている」などと被害妄想的なことを訴えます。これも特徴のひとつですが，かなり日によって病像に変動がある。ごく少量のリスペリドンを使ったのですが，これによってまも

なくこういう被害妄想的なものがなくなって，幻視体験もあまり目立たなくなりました。

　そのうち，頭が重い，肩がこる，などと心気的な訴えが増えてきました。しかし，2か月ぐらいして精神的に安定した。この頃東大を出たちゃんとした人なのに，ずいぶん私に依存的になってきたと気づきました。少し物忘れが出てきて，軽い人格レベルの低下を感じさせるようになりました。このときのWAIS-Rで言語性IQが98で，動作性が74で少し両者の乖離がある。しかし，トータルIQは91ですから正常範囲です。この頃たまに夜間せん妄がありましたが，概して経過が良好であったので，6か月後に退院になりました。

　その頃に，やや無表情で，少し油っぽい顔つきをして，動作が遅くなってきたのですが，はっきりしたパーキンソン症状はみられませんでした。ADLも一応保持されておりました。脳波を見ると，全般的な軽い徐波化がある。それから，CTとMRIでは軽度の脳萎縮があって，SPECTで見ると，頭頂葉から後頭葉に至るまで血流の低下がみられました。

　退院後，外来通院しておりましたが，徐々にいわゆる精神緩慢 brady-phrenia が出てきて，話をしても遠回し，回りくどさがある。記憶障害，動作の緩慢がだんだん目立ってきた。まもなく筋固縮，小股歩行というパーキンソン症状が加わった。70歳のある日に少し様子がおかしいということで連絡があり，尿閉があり，腎不全となりました。

　すぐに入院させましたが，肺炎を合併し亡くなった。比較的早く3年で亡くなってしまったという患者です。最初は抑うつから始まって，幻視体験，被害妄想が起き，知的レベルが落ちてきて，最後にパーキンソン症状が起こったことで，臨床的にレビー小体型認知症といってもいい症例です。

　MRI(図2-1A)を見ると，軽い脳萎縮しかみられない。SPECT画像(図2-1B)を見ると，頭頂・後頭領域からさらに後方の後頭葉に至るまで血流の低下がみられた。これがレビー小体型認知症(DLB)の特徴的な画像です。アルツハイマー型認知症よりもっと後方にまで血流低下がみられる。

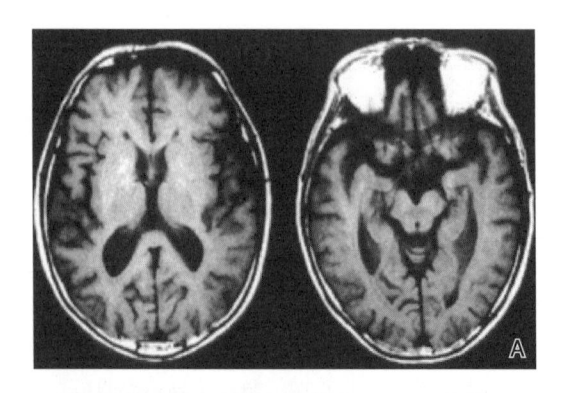

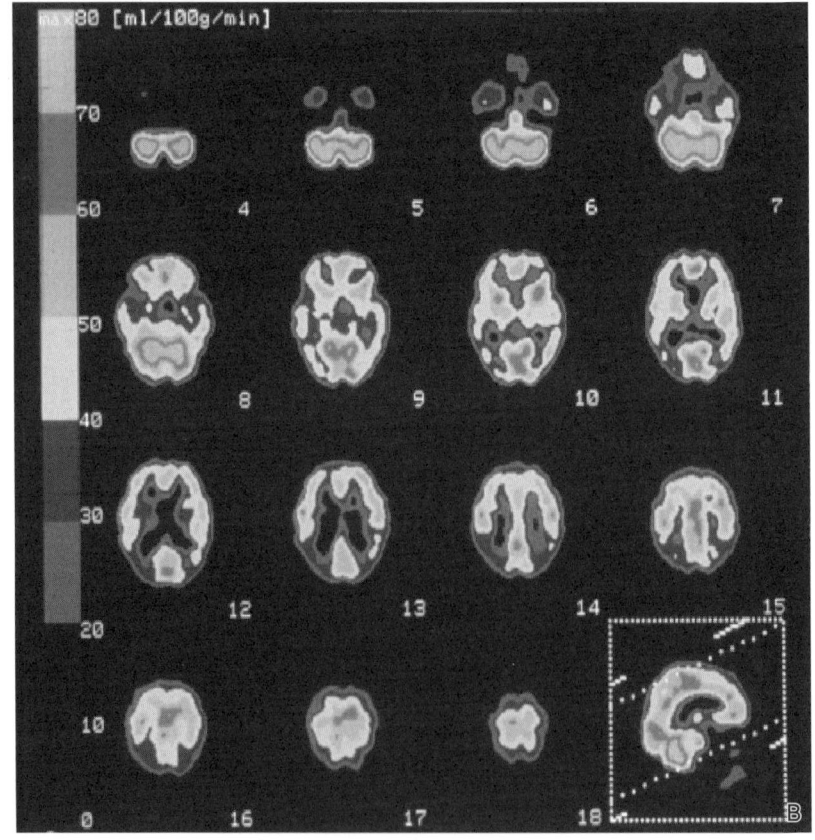

図 2-1 レビー小体型認知症(DLB)の画像
A：MRI T_1 強調画像　B：SPECT 像

B．レビー小体型認知症の診断基準

小阪 レビー小体型認知症というのは1995年にイギリスのNewcastle Upon Tyneで第1回の国際ワークショップが開かれたときに，どういう名前にしようかということで議論があり，dementia with Lewy bodiesという名前がつけられた。これは私が1984年に提唱したdiffuse Lewy body disease(DLBD)，つまり，びまん性レビー小体病が基本ですが，その他いろいろな人がいろいろな名前をつけて混乱が起こったので，第1回国際ワークショップが開かれた。その結果がまとめられて(**表2-2**)，1996年に"Neurology"に有名なDLBの診断基準が出ました。

この診断基準では，まず進行性の認知症が基本にあります。認知症が主症状。そして，probable DLBには次の3つのうち2つが必要です。つまり，日によって認知機能に変動があるという認知機能の動揺性です。もうひとつは幻視体験です。具体的な内容で，ありありとした人や動物の幻視体験があるということと，3つ目が薬剤性などに関係のない特発性のパーキンソン症状です。

表2-2　レビー小体型認知症(DLB)の臨床診断基準(1996年)

1. 中心症状は正常な社会的または職業的機能を障害するほどの進行性認知障害である。
2. 次のコア症状のうちの2つ(probable DLB)と1つ(possible DLB)
   (a) 注意や覚醒性の著明な変化を伴う動揺性の認知
   (b) 構築され具体的な繰り返される幻視
   (c) 特発性のパーキンソニスム
3. 診断を支持する特徴
   (a) 繰り返される転倒
   (b) 失神
   (c) 一過性の意識消失
   (d) 抗精神病薬への過敏性
   (e) 系統化された妄想
   (f) 他の幻覚

表 2-3　レビー小体型認知症の臨床診断基準・改訂版(2005 年)

1. 中心特徴：進行性認知障害
2. コア特徴(2つなら probable DLB, 1つなら possible DLB)
   (a) 変動する認知
   (b) 繰り返される幻視
   (c) 特発性パーキンソニズム
3. 示唆的特徴(2が1つ以上, 3が1つ以上なら probable DLB, 2がなくて3が1つ以上なら possible DLB)
   (a) REM 睡眠行動障害
   (b) 重篤な抗精神病薬への過敏性
   (c) SPECT における DA トランスポータの基底核での取り込み低下
4. 支持的特徴
   (a) 繰り返される転倒や失神
   (b) 一過性の説明できない意識消失
   (c) 重篤な自律神経障害
   (d) 系統化された妄想
   (e) ほかの幻覚
   (f) 抑うつ
   (g) MIBG 心筋シンチでの MIBG 取り込み障害
   (h) CT/MRI における側頭葉内側の比較的保持
   (i) SPECT/PET における後頭葉の血流低下
   (j) 脳波での徐波化と側頭葉の一過性速波

　1998 年に第 2 回の国際ワークショップがアムステルダムであり，2003 年にニューキャスルアポンタインで第 3 回国際ワークショップが開催され，診断基準の改訂版が 2005 年 12 月に"Neurology"に発表されました**(表 2-3)**。

　進行性の認知症が主体で，これは同じですね．コアの症状として，認知機能の変動性，幻視体験，パーキンソニズム，これも同じですが，診断を示唆する症状として加わったのは，ひとつは REM 睡眠行動異常 REM sleep behaviour disorder(RBD)です．REM 睡眠時に夢を見て，それに応じて異常な行動をするというもので，DLB のかなり早い時期によくみられるといいます．精神病症状が出やすいので従来の抗精神病薬がよく使われるのですが，少し使っただけですぐ症状が悪くなってしまうということ，抗精神病薬への過敏性です．それから，画像所見を記載していまし

て，少し専門的ですが，ドーパミントランスポータのSPECT像で，大脳基底核のuptakeが落ちるという所見が加わっています．次に支持的な症状について見てみますと，従来のものにいくつか加わりました．

パーキンソン病では自律神経症状がよく目立ちますが，DLBでも自律神経症状がよく目立つ，これも特徴のひとつです．抑うつもよく早い時期にみられます．

CT，MRIで見ると，側頭葉の内側部は比較的保たれている．アルツハイマー病と違って，海馬・海馬傍回にはわりあいと萎縮が目立たない．SPECTやPETで見ると，全般的な血流の低下がみられますが，特に後頭葉領域に目立ち，MIBG心筋シンチで見るとMIBGの取り込みが悪いことも重要です．これはパーキンソン病でも同じですがDLBではより目立つ所見です．この心筋シンチの所見は日本人がいいだした所見です．これらが新しい診断基準に加わりましたが，今紹介した症例は典型的なDLBです．

田邉 動揺性の認知機能障害などはいかがでしょうか．

小阪 日によって症状が変動する．しかし，それを強調すると，血管性認知症と間違えられます．

田邉 1日のなかでも変動するのですね．

小阪 典型例では変動しますね．

―― DLBの症例では多いのですか．

小阪 多いです．

田邉 先生が気づかれる前は，大脳皮質のレビー小体は見つけられなかったのでしょうか．

小阪 見落とされていたのですね．当時はHE染色で見ていましたから．

―― HE染色では見られないのでしょうか？

小阪 いえ，みんな見落としていたんです．

―― 今は免疫染色で見ているのでしょうか？

小阪 今はα-synuclein(α-シヌクレイン)やubiquitin(ユビキチン)の

免疫染色で染めると，素人でも見つけてしまうくらい簡単に見つかります。

　私たちのころは HE 染色で見ていたので，見落としていた。大脳皮質にはレビー小体はないといわれていたけれども，そういうものを見つけて次から次へと報告したので，注目されるようになったわけです。

レビー小体と疾患

　田邉　レビー小体と疾患との関係はいかがでしょう。

　小阪　脳を見てみましよう(図 2-2)。

　大脳はきちっとしていますね。海馬領域もよく残っていて，特に問題がないようです。この人は認知症も軽いのですが，萎縮の強い症例もあります。原則はこのようにあまり萎縮が強くない。脳幹を見ると，中脳黒質で著しく着色が低下しています。青斑核でも，普通はメラニン細胞があって，黒っぽく見えますが，この症例ではそれが落ちています。これだけを見るとパーキンソン病として診断されるような脳所見です。

　田邉　この方は死亡のときにそれほど認知症の症状は強くなかった。

　小阪　軽いですね。病気の途中で亡くなってしまった。もっと進むとやはり萎縮します。

　図 **2-3 A** は典型的なレビー小体で，1 回見ると忘れられない。メラニンをもった神経細胞のなかにエオジンで赤く染まる小体がある。この小体は，Lewy が 1912 年に初めて見つけて，その後パーキンソン病に特有な変化だということで知られてきたものです。

　大脳皮質深層の小さい神経細胞に，ぽうっと赤く染まるレビー小体があります(図 **2-3 B**)。これは私が指摘するまでは見逃されてきましたが，そういう目で見るとたくさんあることがわかります(図 **2-3 C**)。

　これは今は α-シヌクレインやユビキチンの免疫染色をやるとだれにでもすぐ見つかるということで，どんどんこういう症例が見つかるようになりました。

　図 **2-4 B** は α-シヌクレインで染めた脳幹にあるレビー小体と大脳皮質

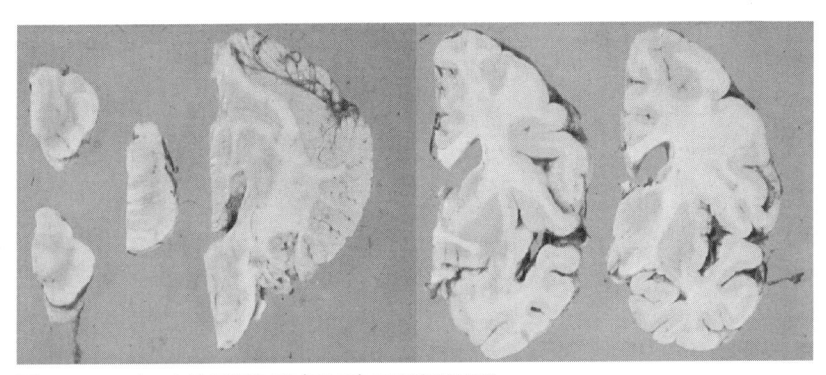

1. レビー小体型認知症（DLB） 75

図 2-2 レビー小体型認知症（DLB）の脳肉眼所見

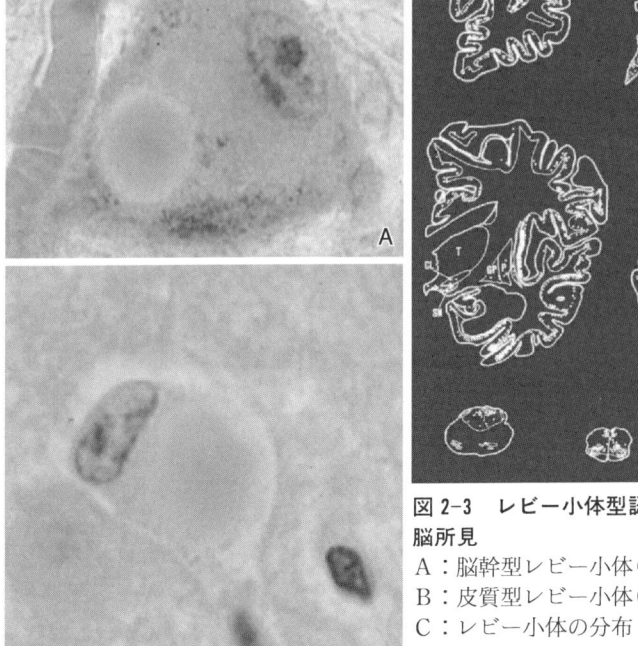

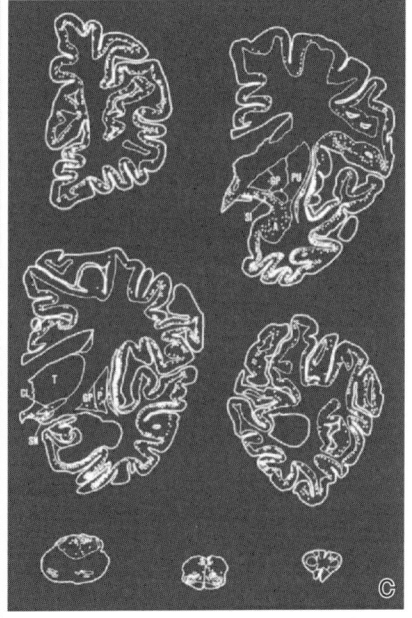

図 2-3 レビー小体型認知症（DLB）の脳所見
A：脳幹型レビー小体（HE 染色）
B：皮質型レビー小体（HE 染色）
C：レビー小体の分布

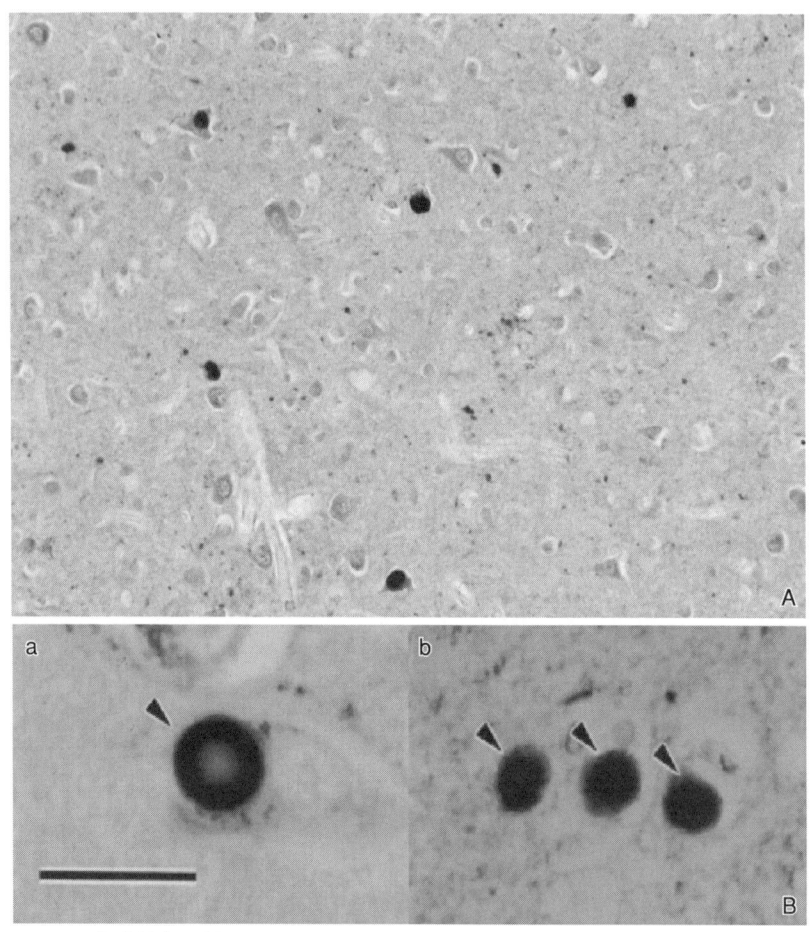

図 2-4 免疫染色で染めたレビー小体
A：大脳皮質のレビー小体（ユビキチン免疫染色）
B：α-シヌクレイン免疫染色で見たレビー小体　a. 脳幹型，b. 皮質型

でみられるレビー小体です。脳幹型レビー小体(a)と皮質型レビー小体(b)は基本的には同じものということが実証されました。

C. レビー小体型認知症のアルツハイマー型症例

小阪 図 2-3 C が 1976 年の第 1 例目の私の症例のレビー小体の分布です。レビー小体を点々で書いてあります。好発部位があって，側頭葉の底面には多い。それから，島回の前の部分，帯状回などは好発部位です。しかし，脳全体にびまん性に広がっている。後頭葉にもみられます。しかし，後頭葉に多いわけでは決してない。下のほうでは，黒質，青斑核から迷走神経背側核などにみられ，これはパーキンソン病と同じ所見です。

パーキンソン病の所見に加えて，大脳皮質，それから扁桃核にレビー小体がたくさん出てくる。これがびまん性レビー小体病の像です。私が報告した 1 例目の症例では老人斑がいっぱいあります。神経原線維変化もいっぱいあります。これはアルツハイマー型老年認知症の像です。つまり，びまん性レビー小体病とアルツハイマー型老年認知症が一緒に起こってきた症例です。こういう例がありますが，アルツハイマー病変はあるが，アルツハイマー型認知症とは診断できないものが多いのです。レビー小体型認知症，あるいはパーキンソン病とアルツハイマー型認知症とは親戚関係，密接な関係がある。しかし，1 例目のような例はあまりなくて，こういうものを最近われわれはレビー小体型認知症の AD 型といって通常型から分けています。このことについては後にお話します。その他の重要な所見として海馬の CA_{2-3} 領域にユビキチンや α-シヌクレイン陽性の神経突起変性（レビー神経突起 Lewy neurite）が必発します**（図 2-5 A）**。また，海馬傍回の一部に海綿状態**（図 2-5 B）**が出現します。これも必発します。

田邉 こういう海綿状態はアルツハイマー型認知症ではあまりみられないのでしょうか。

小阪 アルツハイマー型認知症でもみられるが，これほどひどくはない。この海綿状態はわりと限局しています。皮質表層にはアルツハイマー型認知症でもよくある。しかし，もっと深い層まで広がっていて，そこだ

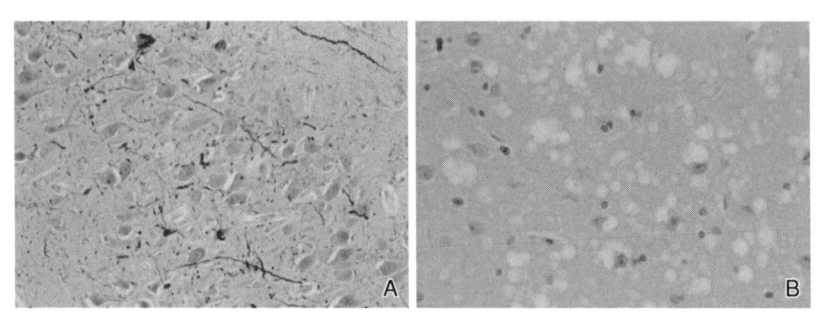

図 2-5 レビー小体型認知症の所見
A：レビー神経突起(ユビキチン免疫染色)　B：海綿状態(HE 染色)

けを見るとクロイツフェルト・ヤコブ病のような海綿状態です。

D．通常型と純粋型

　小阪　1990年にびまん性レビー小体病の日本の報告例を全部集めてレビューしました(**表 2-4**)．"Diffuse Lewy body disease in Japan"という1990年の論文ですが，このときにこれを通常型 common form と純粋型 pure form にわけました．通常型というのは，多かれ少なかれアルツハイマー型認知症に出てくる病変をもっている．純粋型はそういうものはほとんどない．両者を区別するべきだということを主張しました．両者で，臨床像も少し違う(**表 2-5**)．通常型では主症状が進行性の認知症です．日本の症例の 70% はパーキンソン症状を伴いますが，30% ではパーキンソン症状はみられなかった．初発症状は記憶障害ですが，なかにはパーキンソン症状で始まるものもあれば精神病状態で始まるものもあります．いわゆるシャイ・ドレーガー症候群 Shy-Drager syndrome；SDS と呼ばれるような起立性低血圧で始まることもある．
　ところが，純粋型は日本ではわりあい若い症例に多いのですが，欧米では若い症例は少なくて，高齢に多いという違いがありました．

表 2-4　DLBD の通常型と純粋型

通常型…多少ともアルツハイマー病変がある
純粋型…ほとんどアルツハイマー病変がない

表 2-5　通常型 DLBD の臨床データ

男：女	2：1
発病年齢	69.2(55〜87)
主症状	進行性皮質性認知症
	パーキンソニズムを伴う　　　(70%)
	パーキンソニズムを伴わない　(30%)
初発症状	記憶障害　　　　　(57.1%)
	精神病状態　　　　(14.3%)
	パーキンソニズム　(14.3%)
	起立性低血圧　　　(10.7%)
死亡年齢	75.6(59〜87)
全罹病期間	6.4(1.5〜24)

E．純粋型症例

　小阪　純粋型の症例をお見せします。
　47歳の女性です。先程の症例と同じく，性格はまじめ，几帳面，仕事熱心，頑固でした。37歳ごろから動作が鈍くなって口数が少なくなった。会社を休むこともなくて，日常生活にも支障がなく，オートバイで通勤していたのですが，39歳のときに，よくオートバイで転ぶようになった。けがはたいしたことないのですが，しょっちゅう転ぶので病院を受診した。ところが，検査上特に問題ないといわれ，仕事をやめて家事をしていました．それから4年後の41歳ごろから手の震え，筋固縮，歩行障害などのパーキンソン症状が出てきて，神経内科を受診し，パーキンソン病と診断をされて，2か月間入院しました。
　レボドパを投与されて，症状がよくなりました。退院後もしばらく経過をみていたのですが，2年ほど後の43歳頃から歩行障害がまた現れてき

た。小刻み歩行ですね。このころから物忘れ，失見当識が認められるようになった。パーキンソン症状が明らかになって2年後に認知症が出てきたのです。さらに，「死んだ子の顔が見える」，「窓から猫が入ってきて，化粧品をもっていく」という幻視体験や妄想が加わった。こういう症状は覚醒時にみられて，変動はあるのですが，概して持続的でした。45歳時には自宅がわからずに，地誌的な見当識障害もみられて，46歳時には徘徊が目立つようになったので，F病院に入院しました。

　入院時に，前屈姿勢，小刻み歩行，四肢の筋固縮が明らかです。振戦はありませんでした。その後，嚥下障害，それから流涎，構音障害といった仮性球麻痺の症状もみられました。錐体路症状はなかった。記銘力障害，記憶障害が明らかで，失見当識も目立って，HDS-Rは0点でした。

　仮面様顔貌，動作緩慢が目立ちまして，質問に対する反応が遅くて，会話もスムーズにいかない状態でした。レボドパを少し増量して，ブロモクリプチンを投与すると若干反応が早く返ってきましたが，たいして変わらない。質問の内容は一応理解できるようですけれども，神経症状はほとんど変化がないという状況で，質問に対する反応や自発性には変動が認められました。

　やがて，着衣失行，観念失行，視空間失認のような大脳巣症状が加わりました。入院6か月後にはCTでも，明らかに前よりも脳の萎縮が進行したということで，このころはパーキンソン病＋アルツハイマー病と診断された。まもなく臥床状態となり，次第に無動・無言の状態となって，全身衰弱が進行して結局亡くなりました。全経過が10年です。パーキンソン病があって，後に皮質性認知症が目立ってきた例で，今なら純粋型のDLBD(diffuse Lewy body disease)とかPDD(Parkinson's disease with dementia)と診断するのですけれども，そのころはパーキンソン病＋アルツハイマー病という診断がつけられたのです。

　このように，純粋型は比較的発病が若い。だから，若年性juvenileのパーキンソン病という診断がつけられた。欧米では日本と違って，高齢者の純粋型が多いのですね。最近は日本でも高齢者の純粋型の症例が目立っ

てきた。

　1980年に私がレビー小体病という概念を提唱し，これを脳幹型 brain stem type，移行型 transitional type，びまん型 diffuse type の3つのタイプに分類した．最近は大脳型 cerebral type を加えました．DLB は脳幹型，移行型または辺縁型 limbic type と新皮質型 neocortical type という3つのタイプに分かれた．これは私のレビー小体病の分類に基づいたもので，1998年には大脳型が加えられた．

　田邉　脳幹型がいわゆるパーキンソン病ですね．

　小阪　これはパーキンソン病と同じで，びまん型というのが，いわゆるびまん性レビー小体病ですね．その間に移行型がある．これは辺縁型ともいわれます．大脳型というのは新しいタイプで，これを少し紹介します．

F．大脳型症例

　小阪　79歳の男性で，77歳のときに，「俺は結婚しているのか」，「子どもはいるのか」などと何回も聞くようになって，4か月後には食事したことも忘れて，物忘れが目立ってきた．記憶障害から始まっている．これはアルツハイマー型老年認知症でもそうですね．「ここは俺の家ではない」，「親はどこだ」と，亡くなっているのに探し回る．わりと経過が早いです．78歳のときには奥さんがわからなくなってしまった．79歳のときには怒りっぽくなって，「虫がいる」，「人が来た」などというために，ある精神科病院に入院し，まもなくF病院に転院しました．

　転院時には認知症がかなり目立ちましたが，パーキンソン症状はない．HDS-Rで3点．CTで脳の萎縮が見られ，前頭葉，側頭葉にやや萎縮が目立つという像です．転院後，夜眠らず，行動にまとまりがなく，尿失禁もある．着衣失行などもある．そのため全面介助になった．そのくせ，レクリエーションでは「北国の春」を歌詞もちゃんと歌えた．その後，歩行が少し困難になってきましたが，パーキンソン症状は最後までなかった．

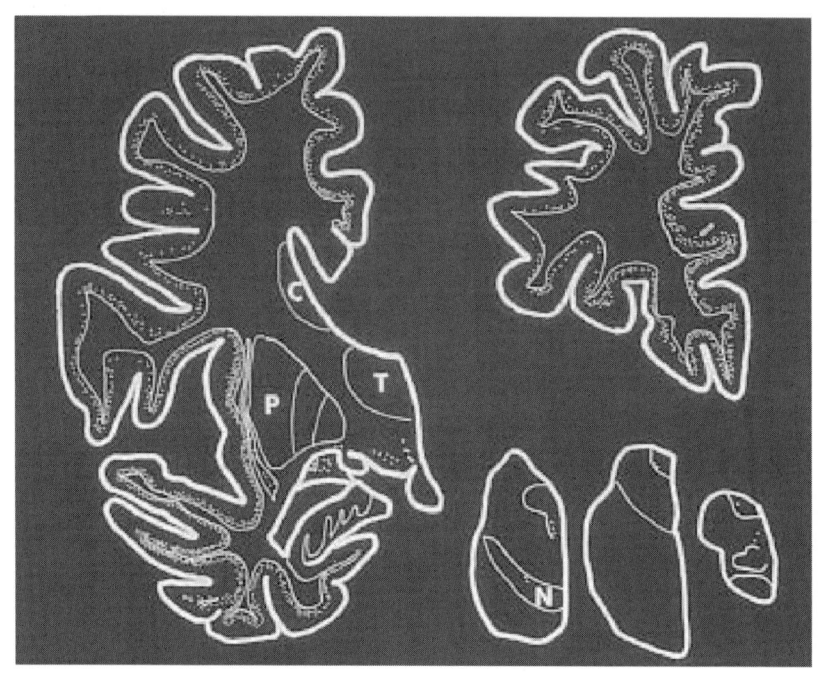

82　第2章　非アルツハイマー型変性認知症

図2-6　大脳型レビー小体病(DLB)のレビー小体の分布図

　田邉　77歳以前は別に何ともなかったのですか。
　小阪　問題なかったという話です。
　田邉　けっこう急激に。
　小阪　わりと経過が早いです。2年ぐらいで亡くなってしまった。臨床診断はアルツハイマー型老年認知症でした。
　その脳を顕微鏡で見ますと，アルツハイマー病変はあるのですが，ごく軽い。一方，レビー小体がいっぱい大脳皮質にある。びまん型と同じですが，脳幹には探すと少しあるだけで，びまん性レビー小体病とは違う(図2-6)。大脳皮質だけにレビー小体がたくさんあって，脳幹にはあまりないということで，大脳型と名づけました。当然パーキンソン症状もない。
　こういう症例は私の経験例ではこの1例だけでした。最近土谷邦裕先生が1例見つけたと聞いていますが，数は少ないですね。文献を見てみると

表 2-6 レビー小体病の分類

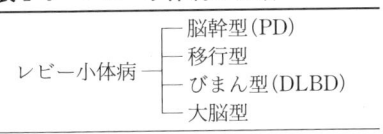

```
            ┌─ 脳幹型(PD)
            ├─ 移行型
レビー小体病 ─┤
            ├─ びまん型(DLBD)
            └─ 大脳型
```

こういう症例が少数あります．大脳型は何を意味するかというと，レビー小体は大脳皮質から脳幹のほうに発展していくことがあるということを示しているのです．

最近 Braak 教授がパーキンソン病では迷走神経背側核からだんだん上に上がっていくということを報告していますが，これとは反対に，私は大脳皮質から脳幹に，すなわち上から下へ降りていくという症例があってもいいだろうということを考えていたのですが，実際にそういう症例が出てきたのですね．そういう意味でこの大脳型は重要な意味をもつのです．**表 2-6** にレビー小体病の現在の分類を示します．

PDD と DLB

小阪 さて，私は今までに 79 例のレビー小体病の剖検例を経験しました(**表 2-7**)．それを詳しく見てみると，臨床的にパーキンソン病の症状があって認知症がない症例が 79 例中 15 例，パーキンソン病があって，後ほど認知症が加わってきた PDD 症例が 24 例．認知症が主症状であった症例が 40 例でした．最近 PDD，すなわち，Parkinson's disease with dementia がずいぶん注目されています．これが DLB と関係があるかどうかということが今話題になっています．そこで，ここに焦点を当てて，私の PDD 24 例を検討してみました(**表 2-8**)．

なぜこれを検討したかということを説明します．DLB の診断基準には 'one year rule' というのがあります．DLB は認知症が主症状ですから，パーキンソン症状が出て認知症が 1 年以内に出てきたものは DLB とするけれども，1 年以上たって認知症が出てきたものは PDD とするというように一応取り決めました．これには最初から私は反対なのですが，それを

表 2-7　自験 79 レビー小体病剖検例の内訳(小阪)

臨床診断：	
・認知症を伴わない PD	15 例
・認知症を伴う PD（PDD）	24 例
・認知症主体の DLB	40 例
パーキンソニスムを伴う	23 例
パーキンソニスムを伴わない	17 例

表 2-8　自験 24 PDD 剖検例(小阪)

・男：女	12：12
・PD の発病年数	60.0 歳
・死亡年数	69.8 歳
・全罹病期間	9.7 年
・パーキンソニスム症状から認知症への期間	平均 6.8 年
1 年未満	2 例
1～3 年	8 例
4～9 年	8 例
10 年以上	6 例

自験例で検討してみたわけです。

　私のPDD 24例では，パーキンソン症状が出て，認知症が出現するまでの期間を見ると平均6.8年です。1年以内のものは2例しかない。ですから，'one year rule'に従えば，PDDのうちの2例だけがDLBと診断できて，あとはみんなPDDと診断するしかない。

　10年以上経って，認知症が現れたものは6例でした。この24例のPDD例の病理診断を見てみましょう。まず，DLBD，すなわち新皮質型のDLBに相当するものが8例あります。それから，辺縁型に相当するものが6例。それから，脳幹型が10例ありました。

　田邉　先生，これはPDDと臨床診断できるものですね。

　小阪　そうです。パーキンソン病に認知症が加わった症例で，それを病理学的に見ると，みんなDLBと病理診断できたということです。

　田邉　パーキンソン病で皮質下性認知症，bradyphrenia(精神緩慢)みたいなものを伴っている，要するに，脳の皮質の症状みたいなものはあ

まり目立たずに，皮質下性認知症を伴った，ということでいいですね。

小阪 とは限らないのです。認知症といっても皮質性認知症も皮質下性認知症も含まれるのです。

田邉 先生が集めた PDD はいかがですか。

小阪 PDD というのはあくまでも臨床的な観点でいうわけで，パーキンソン病に認知症が加わってきたもので，その認知症は皮質性であれ，皮質下性であれ関係なしです。

田邉 'one year rule' で，パーキンソン症状が出て1年以内に認知症が出たら，それは DLB とする。

小阪 それ以上の期間で認知症が出た場合には PDD とするというわけです。

田邉 臨床的にわける。それが妥当かどうかということですね。

小阪 そうです。ですから，'one year rule' に従えば，DLB と診断できる例も少数あるが，PDD と診断できるものが大部分です。ところが，病理学的に見るとみんなこれは DLB と診断できたということです。ただ，新皮質型もあれば辺縁型もあれば脳幹型もある。しかし，病理学的に見ると，みんなこれは DLB と診断できる。PDD と呼ばれているもののほとんどは DLB であるといえるということです。

田邉 臨床的に区別することに意味があるかということですね。その PDD という名前とか。

小阪 'one year rule' というのは間違いだというのが私の主張です。第3回国際ワークショップで 'one year rule' はおかしいから取り払おうということで話があったけれども，けっこう反対もあったから，残念ながら今回の新しいガイドライン(**表 2-3**)にはそれはまだ残っているのです。それでこれを調べてみたのです。

田邉 臨床像からはある意味でいったら予測はつかないということですね。新皮質型もあるわけですし。

小阪 パーキンソン病で認知症が伴ってきたら，これはほとんどが DLB と診断すればいいというのが私の考え方です。

ところが，神経内科医からすると，パーキンソン病があって認知症が加わったとしても，最初パーキンソン病と診断しているのだから，PDD という概念はあっていいのではないか。臨床的概念として PDD というのを使うことはかまわない，疾患の単位としては DLB だということをわかった上で PDD という用語を使うことはいいけれども，そうでなしに使うとこれは問題だということなのです。PDD という別の病気があるように思うわけですから。

田邉 今はそういうことになってきているでしょう。神経内科の先生の話を聞くとそういうふうに聞こえます。

小阪 それを最近私が盛んにいっているんです。この私のデータは神経学会のシンポジウムで最初に話したものです。

私はイブニングセミナーでオーストラリアの Halliday 教授と一緒に招待されて話したのです。それで神経内科の人にはこの概念は浸透してきています。PDD は DLB だということが少しわかってきたような気がします。

田邉 先生，まだそれほど浸透していないです。

小阪 まだ十分浸透していないけれども，神経内科の臨床家からすると PDD という概念は捨て切れない。葛原茂樹先生などもそういっています。

葛原先生と座談会をしたのですが，結局は臨床家としては PDD という診断はぬぐい切れないということです。

表 2-9 は病理学的に診断したものです。PD と PDD と DLB を見ると，PDD というのはパーキンソン病に近いですね。発病年齢も死亡年齢も罹病期間も。DLB ではもっと罹病期間が短いし，発病年齢も遅い傾向にある。

田邉 けれども，病理学的に見たら DLB だと。

小阪 そうです。DLB というと，みんな新皮質型だけだと思っているけれども，忘れてならないのは，脳幹型 DLB もあるということを強調したいのです。

田邉 脳幹型はいわゆる本態性のパーキンソン病でしょう。

表 2-9　自験 79 PD，PDD，DLB 例の比較（小阪）

	男：女	発病年齢	死亡年齢	罹病期間
・PD(15)	11：4	58.2	68.4	10.2
・PDD(24)	12：12	60.0	69.8	9.7
・DLB(40)	20：20	73.9	79.5	5.8

小阪　いいえ，DLB だから認知症があるのです。パーキンソン病もあって認知症もある。

田邉　DLB は認知症が主体で，レビー小体病のひとつということですね。

小阪　レビー小体病という概念でとらえればシンプルでいいのです。だから，私の考えのほうがいいという意見が圧倒的に多い。DLB などとしてしまうからわからなくなってしまう。レビー小体病と診断すればすっきりするのではないかと。レビー小体型認知症とつけてしまうから混乱する。

田邉　レビー小体病といっておいたら，脳幹型はあくまでも本態性のパーキンソン病である。

小阪　そこに認知症が加わろうが加わるまいが。

田邉　移行型があって，びまん型，それから大脳型がある。そのほうがすっきりする。

小阪　そうです。それを主張したほうがいいということですね。

G. 15 歳の症例

小阪　最後に貴重な症例のスライド（**図 2-7**）をおめにかけましょう。15歳の若い女の子です。これは，私が精神研にいる頃で，20 年近く前に慶應大学神経内科の厚東篤生先生が私のところに標本をもってみえました。これは貴重な症例だからぜひ報告してくださいといっていたのですが，やっと最近になって，若い高尾昌樹先生が報告した非常に貴重な症例で

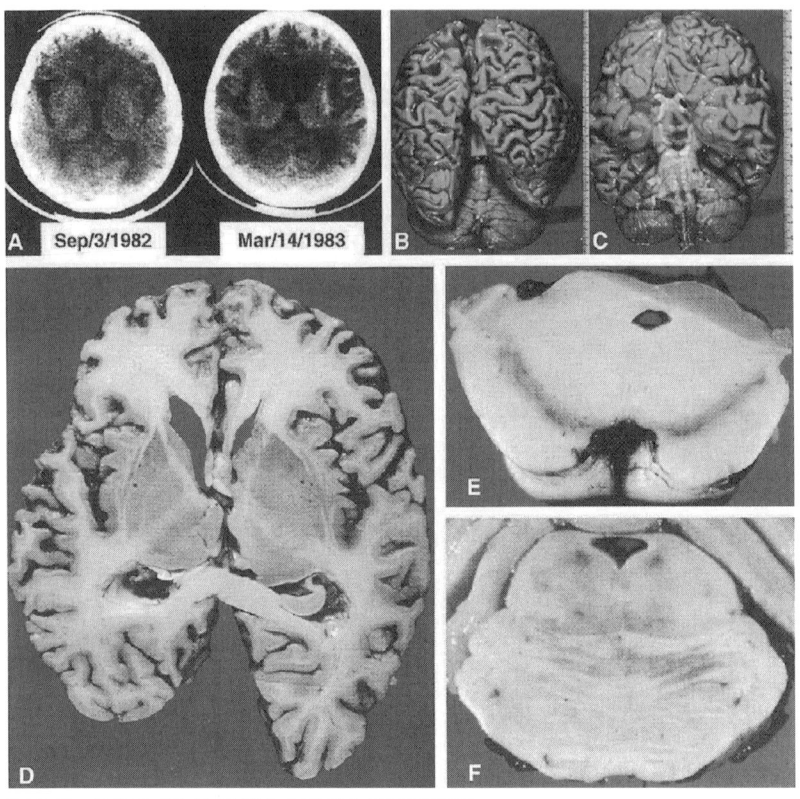

図 2-7　特異な DLB 症例の CT 像と脳肉眼所見

す。13 歳で発病して 15 歳で亡くなった。パーキンソン症状を中心にいろいろな症状が加わっています。認知症がどんどん進んだという。CT を見ると進行性びまん性脳萎縮がある．

　図 2-7A を見てください。12 歳と 13 歳のときの CT 像です。

　田邉　一気に進んだのですね。

　小阪　半年でこれほど萎縮しています。すごい萎縮でしょう。これはびっくりですよ。そして病理を見るとレビー小体がたくさんあります（図 2-8）。今まで見たことがないほど無数のレビー小体が大脳皮質にあります。黒く染まっているものが全部そうです。しかも，神経突起のなかにもレビー

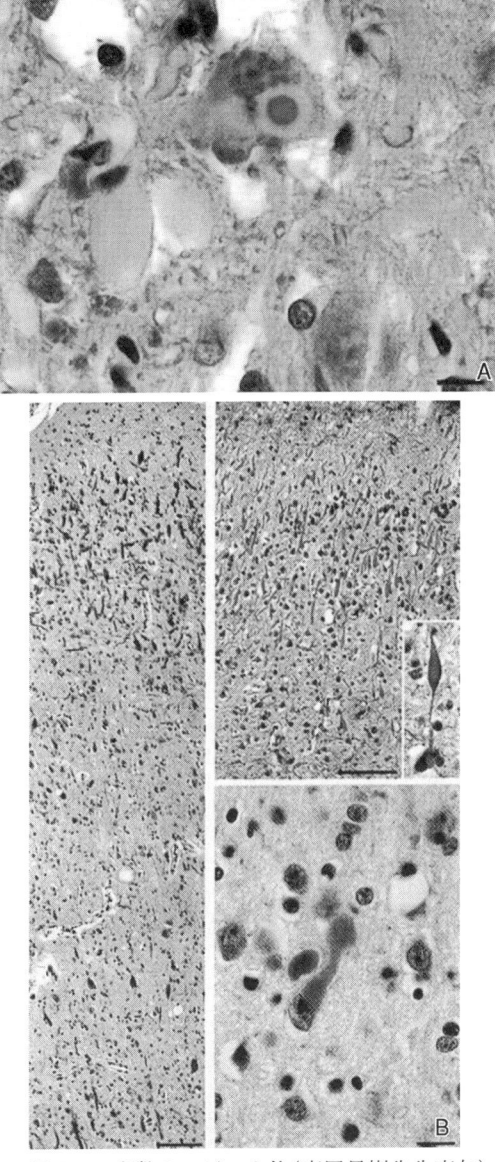

1. レビー小体型認知症(DLB) 89

図 2-8 多数のレビー小体(高尾昌樹先生恵与)

小体がたくさんあります。こういう症例は今まで見たことがありません。

　田邉　これは家族歴はないのですか。

　小阪　ない。

　田邉　孤発性ですね。

　田邉　これはすごいですね。

　小阪　そうです。こんな症例はまずないでしょう。神経病理を見ないと診断はできません。

🐢 田邉教授の世界漫遊記・3

semantic dementia and Dr. Pick

　2004年6月23日プラハのCharles大学で講演する機会に恵まれた。Sona Nevsimalova教授（神経内科医で睡眠が専門）が主宰する第1内科がこの建物（**写真1**）のなかにあり，そこにピック病で有名なArnold Pick教授がいたという。

　Pick先生がおられたその場所で"semantic dementia and Dr. Pick"というタイトルで講演するのは，筆者にとっては大変光栄なことであり，講演の前にそのような前置きを述べたがほとんど反応はなかった。後で聞くと，Arnold Pickの名前さえ知らない人が多いとのことで愕然とした。Pickはプラハでもドイツ大学精神神経科教授であったことやユダヤ関係のことなど，チェコの歴史的な経緯が背景にあるのであろうか？　ちなみにプラハに医学界では政治家でもあったプルキンエ細胞で有名なPurkinjeが最も有名なようである。

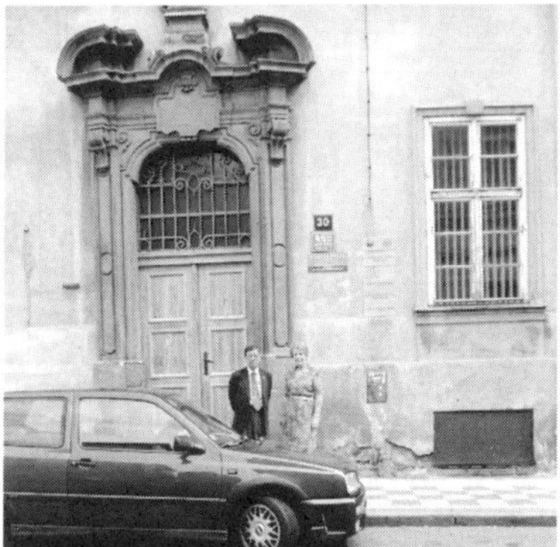

写真1　Pickが働いていた
　　　　プラハ大学にて（左が筆者）

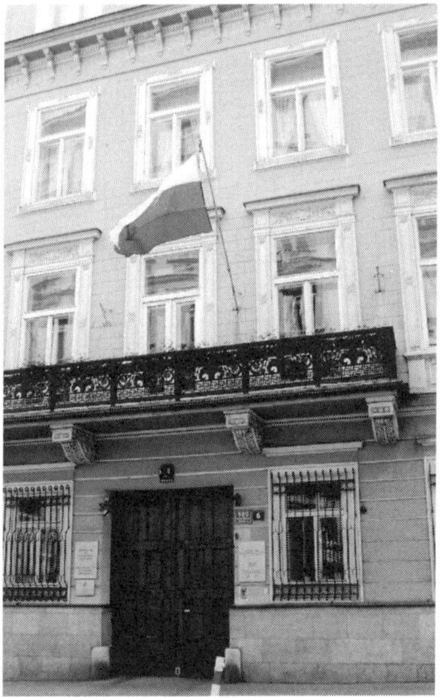

写真2　Pickが暮らしていた建物
　　　　（現ブルガリア大使館）

2. 神経原線維変化型認知症

　小阪　今度は神経原線維変化型認知症のうちの2つを紹介します。神経原線維変化型認知症は神経原線維変化が病変の主座を占める認知症の総称です。そのなかには3つあります。石灰沈着を伴うびまん性神経原線維変化病というのと，辺縁系神経原線維変化認知症と，パーキンソン・認知症(PD) コンプレックス(PD complex)です。最後のPDコンプレックスは，最初平野朝雄先生がグアムで見つけた病気ですが，比較的最近葛原茂樹先生が紀伊半島で見つけております。グアムと紀伊半島のPDコンプレックスというのは自分では臨床を見たことがないので今日は省略します。

　ひとつは石灰沈着を伴うびまん性神経原線維変化病 diffuse neurofibrillary tangles with calcification，今はDNTCとして知られているものです。

A．DNTCの症例

　小阪　死亡時79歳の女性です。お母さんが脳卒中で，兄弟に統合失調症の人がありました。56歳のときに，外出して行方不明になり，警察に保護されることが多くなった。物忘れが多くなり，話のまとまりが悪くなった。

　問題行動はないのですが，家事が十分にできず，58歳のときに，M病院に入院しました。入院時すでに失見当識，記銘記憶障害が明らかでしたが，愛想がよく，接触性が保たれて，不自然さも感じられない。少しアルツハイマー病的な感じです。大脳巣症状は認められず，神経学的にも著変

はなかった。日常生活上若干介助を必要としながらも問題行動もなくて，病棟生活もそれなりにできました。ずっと長い間病棟に適応したまま過ごしました。認知症の進行は極めて緩徐で，入院12年間それほど目立った変化はなかった。

　70，71歳時に一過性脳虚血発作(TIA)が起こり，そのころから認知症が急速に進行し，目立ってきました。しかし，麻痺やパーキンソン症状はありません。71歳時から尿失禁が目立ってきました。72歳時より口唇傾向 oral tendency が出現しました。動作が緩慢で，寡黙で，自発語はあまりみられない。75歳ごろからは寝たきりの状態で，発語は全く消失しました。話しかけると，何回もうなずいて応じようとすることはあるのですが，会話は通じない。その状態がずっと続いて，78歳のときにけいれん発作が数回起こった。まもなく経管栄養になって，79歳時に感染を繰り返し，全身衰弱が進んで，気管支肺炎で亡くなった。全経過は実に25年です。

　CT画像(図2-9)では，前頭葉，側頭葉に限局した萎縮があり，ピック病のような像。そして，石灰沈着が淡蒼球，歯状核その他に左右対称性に

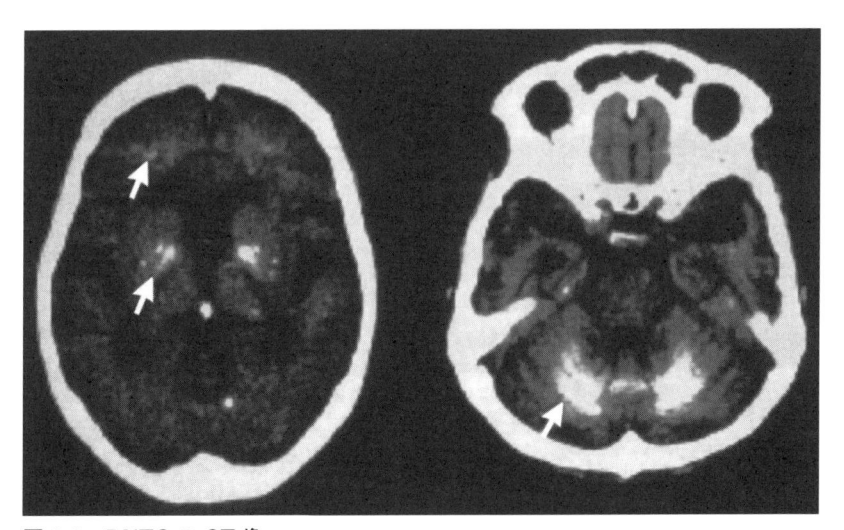

図2-9　DNTCのCT像

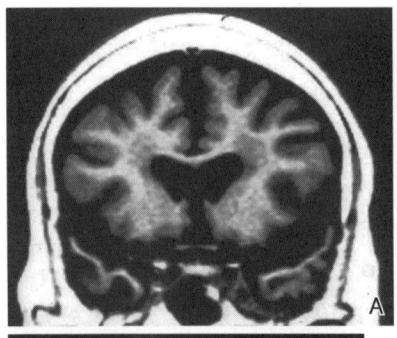

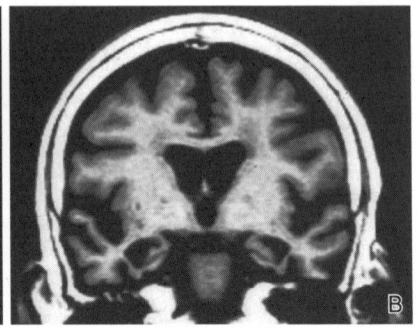

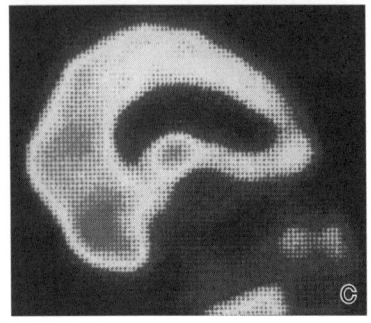

図2-10 DNTCの画像
A：MRI T₁強調画像
B：MRI T₁強調画像
C：SPECT像

あった。

　MRI(図2-10 A)では，非常に強い前頭葉の穹窿面と側頭葉に萎縮があって，側脳室の拡大も明らかにあります。

　海馬領域にも強い萎縮があります。一見ピック病を思わせるような像です。少し左右差があり，これは右側にやや強い。

　田邉　尾状核にはそれほど異常がないですね。

　小阪　萎縮はあまりないですね。

欧米では見逃されているDNTC

　小阪　この病気については実はレビー小体型認知症の症例よりも前，1974年に私が最初の症例を『精神神経学雑誌』に報告しました。そのときはアルツハイマー病とピック病と区別がつかない分類困難な初老期認知症として報告しました。その後M病院で2例を経験し報告して，1994年

に,"Journal of Neurology, Neurosurgery, and Psychiatry"にDNTCというひとつの疾患単位として報告しました。

田邉 ローザンヌから帰ってきて,認知症を比較的多く診るようになってから,国立循環器病センターにいたときに,図書館で先生の『医学のあゆみ』か何かに書かれた論文を読みました。その後,うちにそういう症例が来たので池田学先生に書かせたのです。臨床例で。あれは『脳と神経』だったと思います。

小阪 DNTCは残念ながらまだ日本でしか報告されていません。欧米では見逃されています。

脳を見ますと(図2-11)前頭葉の穹窿面に強い萎縮があります。割面で見ると(図2-11 B,C),前頭葉の萎縮もありますが,両側の側頭葉の萎縮が強いですね。多少左右差があるように見えます。切り方も悪いのですが,左側により強い。非常に強い限局性の萎縮で,いわゆる葉性萎縮ですね。ピック病を思わせる像です。ただ海馬領域の萎縮が目立ちます。これがピック病と少し違うところです。いずれにしても海馬から側頭葉底面にかけて強い萎縮がある。

田邉 MRIで見ると,こういう症例では,ピック病のくさび状というよりは,画像的にはもう少し丸い萎縮です。

小阪 この症例は末期例で,20年近く経過していますので,萎縮はかなり強いですね。

図2-11 Cではもうピック病に近いような萎縮です。萎縮がかなり進んでいるでしょう。

病理像を見てみましょう(図2-12)。ボジアン標本で見ますと,神経原線維変化がびっしりあります。神経原線維変化が大脳皮質にびまん性にあって,萎縮の強いところに目立ちます。神経原線維変化がびまん性にたくさんあって,しかも石灰沈着を伴っている疾患です。

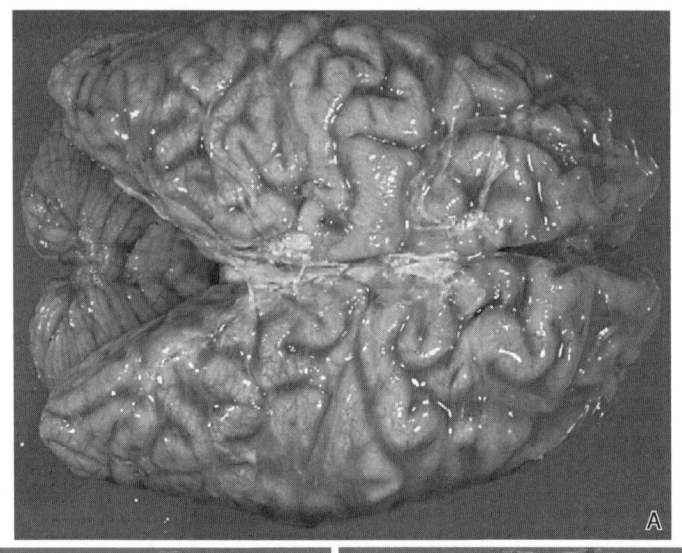

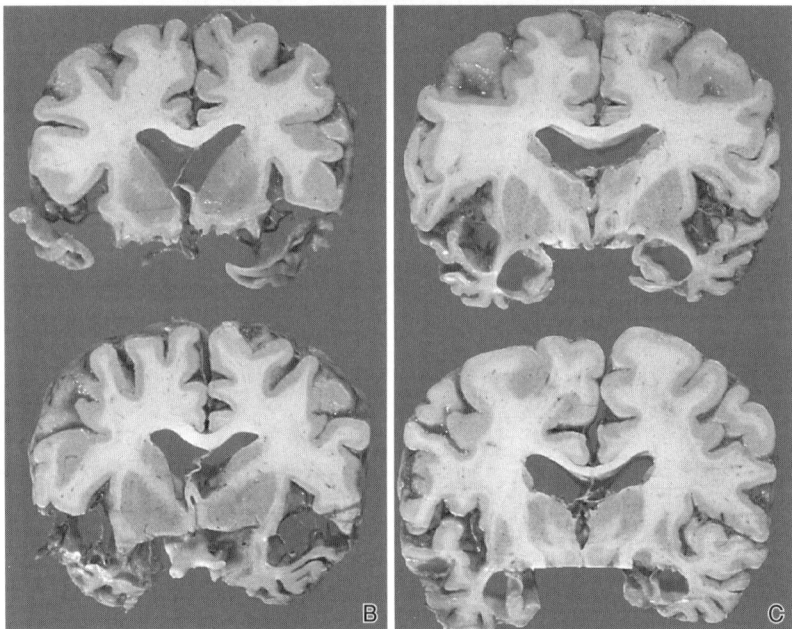

図 2-11　DNTC の脳肉眼所見
A：上から見た像　B：割面 1　C：割面 2

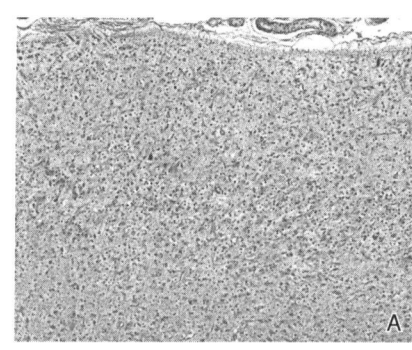

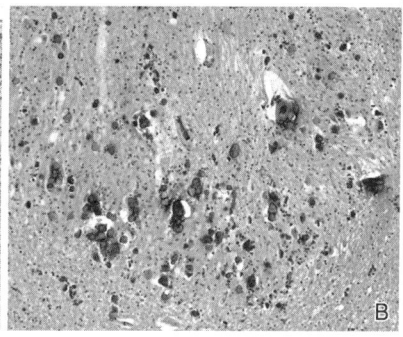

図2-12 DNTCの顕微鏡所見
A：側頭葉皮質の無数の神経原線維変化(ボジアン染色)
B：石灰沈着・淡蒼球(HE染色)

表2-10 DNTCの臨床診断基準

1. 初老期(または老年期)に発症する
   緩徐進行性皮質性認知症
2. 顕著な側頭・前頭葉症状
3. 特徴的脳画像所見
   ・CT/MRIでの著明な側頭葉または側頭前頭葉萎縮
   ・CTでの両側淡蒼球・歯状核の著明な石灰沈着
   ・SPECT/PETでの両側の側頭・前頭葉血流低下
4. 血清Ca, P, Mg値正常, 甲状腺・副甲状腺障害の欠如
5. 診断の支持的特徴
   a. 散発性の発症
   b. 後期の健忘失語
   c. 後期の錐体路・錐体外路症状
   d. 初期の頭頂・後頭葉症状の欠如
   e. 髄液中のリン酸化タウの増加

DNTCの診断基準とその特徴

小阪　表2-10は私のDNTCの臨床診断基準です。ゆっくりと進行する皮質性認知症で，初老期の発病が普通です。側頭葉，前頭葉症状が目立って，両側の側頭葉と前頭葉に強い萎縮が画像でみられる。CTで見ると，著明な石灰沈着が両側の淡蒼球と歯状核にある。PET, SPECTでは両側

性の hypofronto-temporality，つまり，側頭葉，前頭葉の前方型の血流低下がある．

　石灰沈着がありますが，血清中の Ca には異常はない．甲状腺機能，副甲状腺機能の障害はない．家族例はなく，すべて散発例ですね．健忘失語 (dysphasia) や構音障害，錐体路・錐体外路症状が最後の方に出てくる．それから，早い時期には頭頂・後頭領域の症状は，アルツハイマー病と違って出てこない．

　髄液では，タウが高く，Aβ には変化がないという所見があれば診断がつく．

　田邉　私が経験した例では，それほど巣症状は目立たない．

　小阪　目立たないです．

　田邉　ピック病ではないかということで僕に紹介されてきた例で語健忘などはあって，健忘失語とはいってもいいけれども，語義の障害とかそういうものはないという例で，確かに fronto-temporal に萎縮が強い．精神病様の症状というか，何か変なことをいうということで，精神科のほうに入っていて，診断がつかないというので僕のところへ来た．少なくとも語義失語とは違う．接触性は保たれています．アルツハイマー病とも違うしピック病とも違うという感じで，巣症状はそれほど目立たない，石灰沈着を見たら診断は可能です．

　小阪　1974 年の第 1 例目の症例では，確か春になると精神状態がおかしくなって，自殺企図を繰り返したということがあった．やはり精神症状が出て，経過が長く，だんだん認知症になる．

　田邉　しかし，接触性は保たれている．

　小阪　ええ，保たれるのです．今私が 10 年以上も診ている DNTC の臨床例があるのですが，経過がゆっくりであまり進まない，にこにこしてどちらかというと多幸的で，「取り繕い」がうまい．取り繕いであるということがわかるまでに少し臨床経験を積まないといけない．

　でも，長く診ているからわかる．娘さんがいつも連れてきて，「ああ，またおばあちゃんやっている」というように，こちらの話にうまく合わせ

て，非常にうまくごまかすみたいなところがある。

　田邉　「取り繕い」の仕方が少し違うのです。

　小阪　アルツハイマー病のものとは違う。

　田邉　それは，なかなか言葉で説明しろといっても難しい。

　小阪　そうです。

　この疾患については，日本では 20 数例ぐらいの剖検報告があるにもかかわらず，欧米では剖検例の報告はほとんどない。最近は，臨床例の報告が日本で何例か出てきている。しかし，外国ではまだ報告がない。

先進国ドイツの不振

　田邉　なぜないのでしょうね。

　小阪　欧米では DNTC について知らないのです。この間，Biological Psychiatry の国際会議がベルリンであって，私が司会した演題のなかにまさに DNTC 例があったのですが，発表者は DNTC を全然知らないんです。

　田邉　存在を知らないですね。

　小阪　それはドイツの症例で，典型的な画像を示していました。最近のドイツは臨床神経病理が弱い。

　田邉　ピック病についても弱いですね。

　小阪　臨床神経病理はもともとドイツから来たのに…。

　田邉　なぜそうなったのでしょうね。

　小阪　若い人が神経病理をやらなくなった。最近はドイツでも免疫組織化学や，生化学が盛んになった。イギリスのほうがそういう点はまだいいですよ。臨床病理は。

　田邉　ドイツは臨床もいけない。

　小阪　アメリカナイズし過ぎ？　ドイツのいいところが死んでしまっているからね。そういう点イギリスは古典も大事にしていますよね。ところで，こういう症例は，欧米ではまだ見逃されているのですけれども，知られれば出てくると思います。でも，決して多い病気ではない。

B．LNTDの症例

　小阪　次は辺縁系神経原線維変化認知症 limbic neurofibrillary tangle dementia(LNTD)です。これは主に後期高齢者に起こります。具体的な症例を示します。

　93歳の女性です。お姉さんが認知症なのですが，詳しいことはわかりません。90歳ごろから水の出しっぱなし，火の消し忘れが目立つようになった。これには記憶障害が絡んでいます。物の置き忘れを他人のせいにする。「私じゃないよ。だれだれさんの仕業よ」と。このころから歩行中に転びやすくなってきた。2年後，92歳時に，ひとり言をいったり，昼と夜の区別がつかず，目が覚めるといつも朝だと錯覚していました。次第に昼夜が逆転し，話の脈絡がなくなってきた。その年の冬に自宅で転んで，翌年には全身が衰弱し，F病院に入院。HDS-Rが6点から9点という程度です。

　入院時，受け答えはしっかりしており，みずからトイレへ行こうとする。全粥食をゆっくりと自分で食べて，朝食時に汚してしまった毛布を見て，「洗濯代はいくらだね」というふうに気遣いをするというところがあり，少しアルツハイマー型老年認知症と違います。

　他患の癖を細かく観察し続ける。「あの患者さんはこうですよ」といって教えてくれる。また，ときどき家族が差し入れるたい焼きを，「ずっと待ち遠しく待っていたんだよ」「たい焼きをもってこないかなあ」というふうに，それを楽しみにしているところもある。

　しかし秋口になって徐々に発語が減少し，ほとんどしゃべらなくなって，ぽおっとしていることが多くなって，11月に突然呼吸不全で亡くなった。90歳ぐらいで発病して3年ぐらいで亡くなったという症例です。このときはアルツハイマー型老年認知症という臨床診断でした。画像で見ると，側脳室の下角の拡大が目立つ(図2-13)。つまり，海馬の萎縮があるの

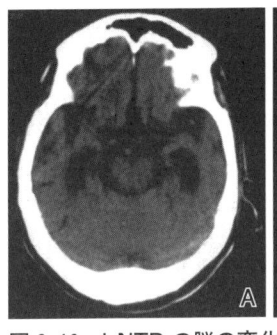

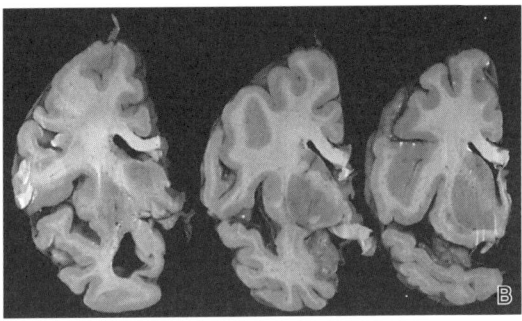

図 2-13　LNTD の脳の変化
A：CT 像　B：脳割面像

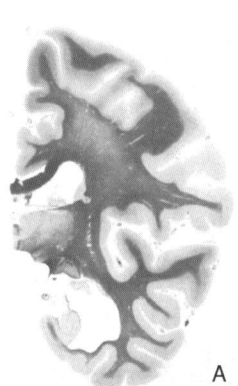

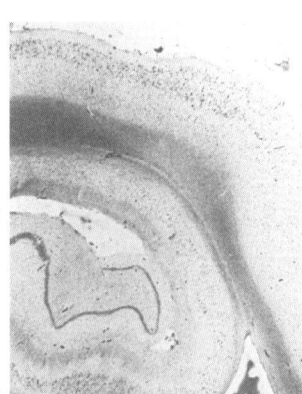

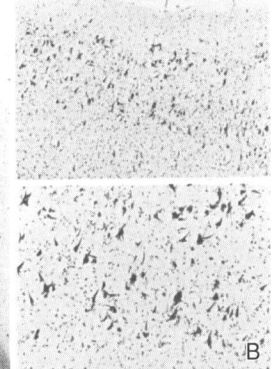

図 2-14　LNTD の病理像
A：クリューバー・バレラ染色像
B：海馬・海馬傍回の多数の神経原線維変化の存在

で，側脳室下角の拡大は目立ちますが，それ以外の萎縮はそれほど目立たないのが特徴です。

　脳を見ますと，前頭葉に少し萎縮があるがしっかりしている。

　確かに海馬傍回，海馬の萎縮があり，やはり側副溝も拡大していますが，ほかのところはわりとしっかりしている。ちょっとアルツハイマー型老年認知症とは違う。ただアルツハイマー型老年認知症の初期かなといえるかもしれない。

クリューバー・バレラ染色標本(図2-14A)で見ると，海馬と海馬傍回に強い萎縮があって，側脳室の下角の拡大が目立つが，ほかのところはしっかりしている．

病理を見ると，アミロイドの沈着は全くありません．神経原線維変化が海馬から海馬傍回に多数見られますが，大脳皮質にはない，ということで，これは特有な疾患です．狭い意味での辺縁系に限局して神経原線維変化が出てきて，認知症をきたす病気ということで，辺縁系神経原線維変化認知症という名前を私が提唱したのです．

atypical ADとAD with NFT-only, NFT-predominant form of SDAT

小阪 この疾患は私たちが見つけたわけではなく，昔からよく知られていました．神経病理で有名なオーストリアのJellinger教授はlimbic type of Alzheimer's disease, Mirraというアメリカの教授はatypical AD．それからUlrichという，スイスの有名な神経病理の教授がAD with NFT-only，それからオーストリアのBancherとJellinger教授がNFT-predominant form of SDATという名前をつけていますが，すべてアルツハイマー型老年認知症の範疇で考えています．

でもアミロイドがないではないですか．アミロイドがないのになぜこれがADかということを私は強調したのですね．欧米の人たちはみんなアルツハイマー型認知症の範疇で考えていました．

私と同じ考えを示したのが金沢大学の山田正仁教授です．山田先生はsenile dementia of neurofibrillary tangle type，つまり「神経原線維変化型老年認知症」という名前をつけた．私はsenile dementiaというと，昔のイメージでどうしてもアルツハイマー型老年認知症を思わせるので，むしろそうではなく「辺縁系神経原線維変化認知症」といったほうがいいのではないかと思った．名前はともかくこれらはみんな同じ疾患です．

田邉 記憶障害だけが進むもので，アミロイドがないのにアルツハイマー型認知症といったらいけないということで亜型にされましたが，やはりアミロイドがないからアルツハイマー型認知症の亜型とすべきではないと思

います。また，アルツハイマー型認知症の場合に，昔から神経原線維変化と老人斑とどちらがいわゆる臨床症状と対応するかということになったら，やはり神経原線維変化という人のほうが多い。この症例なども，まさに神経原線維変化があるところが決め手ですし，アルツハイマー型老年認知症とは考えない方がいいということですね。

小阪 間違いないです。アミロイドが全くなくて，神経原線維変化だけですから。「アミロイドカスケード仮説」では，アミロイドが沈着して神経原線維変化が出てくる。ところがこの場合にはアミロイドがなくて，神経原線維変化がいっぱいあるではないですか。「アミロイドカスケード仮説」はおかしいのではないかということですね。

LNTDの臨床的特徴

田邉 臨床症状と神経原線維変化が起こる場所とその対応というのは，海馬領域に神経原線維変化が限局していて記銘力障害が生じているということですね。

小阪 これなどまさにそうです。記憶障害だけです。

田邉 まさにそうですね。

小阪 LNTDの臨床的特徴ですね。老年期，特に85歳以上の後期高齢者に発症する。まれにもっと若い80歳とか70歳の後半ごろのこともありますが，ほとんど85歳以上で，ゆっくりと進行する記憶障害で，健忘が主体で，認知症も全体に比較的軽い。人格も比較的保たれている。画像で見ると海馬領域に限局した萎縮がある。池田研二先生が調べた，アポリポ蛋白の結果では，E_4ではなく，E_2アリルの頻度が高い。わりと特徴的な所見ですが，この病気はほとんどがアルツハイマー型老年認知症として見逃されてきたと思います。

田邉 僕も病理には至っていないのですが，何例か以前に記憶障害だけが進んできてほかの症状が出てこないというものを臨床的に，長い例は10年ぐらい追いかけて，ほとんど記憶障害だけで，そのころ先生のLNTDを知らなかったので，「亜型」といっているものの海馬のところに

出てくるものだろうと考えていました。ほとんどは70歳以上で，確かに老年期の発症が多いです。昔 simple senile dementia といっていたなかにもこれが入っているわけでしょう。

小阪 そうですね。

田邉 Ulrich という人も前から報告していて，1992年には simple senile dementia から引き出したもので，おそらくそのなかに入っているのでしょう。

小阪 入っているでしょうね。それほど進行しないですからね。こういう症例があるということで，これは特にアルツハイマー型老年認知症とは違うと…。

田邉 これはアメリカなどはどうなのでしょうか。

小阪 LNTD について話すと「tangle only dementia のことか」というけれども。

田邉 いうけれども，欧米はあまり認識していないでしょう。

小阪 こういう名前でわれわれは主張しているけれども，あまり取り上げない。

田邉 こういうものは，MCI に入るわけですね。

小阪 LNTD の軽い時期のものは MCI です。ひと頃は，MCI，特に amnestic MCI の多くはアルツハイマー型認知症になると主張されていましたが，特に後期高齢者では LNTD になることが多いと思います。

田邉 要するに，one modality だけで，記憶障害だけで来ている。その記憶障害は初期は軽いですから，そこは MCI に入ってしまって，いくら追いかけてもほかが出てこないということになるでしょう。MCI という概念自体が本当にそれをもってアルツハイマー型認知症の初期といっていいのかといったら，むしろ僕はこちらのほうが多いと思う。僕もときどきアメリカとかヨーロッパに行ったときにいうけれども，その存在をあまり認識していないから，どうもこちらのいっていることがわからない。もう少し認知症を日本でもやっている人がこういうものにちゃんと目を向けていかないと，MCI という概念だけがひとり歩きしている。

―― 東北大学の目黒謙一先生の考え方はいかがですか。

田邉 目黒先生はしっかりしていますよ。Morris 先生の CDR のガイドラインを作っています。Morris はやはりプロスペクティブにやって剖検でも見ている。ただ，彼のところも MCI といっているけれども，LNTD が入っていない。それか一緒にごっちゃにしている。だから，そこが一番問題なんです。

小阪 先日アメリカの Petersen 教授の MCI についての講演を聞いたのですが，そのなかに hippocanpal sclerosis というのが MCI のなかに入っていた。これはたぶん LNTD のことをいっているのだろうと思うのですが，hippocanpal sclerosis という用語はおかしい。昔からドイツ語で Ammonshornsklerose (アンモン角硬化) という言葉があって，それはてんかん発作が何回も起こってくる海馬の変化です。彼は精神病理を知らないから hippocanpal sclerosis なんて用語を使っているのでしょうが…。アメリカの Dickson 教授も LNTD のことを話すと，それには気づいていました。

3. 前頭側頭型認知症

　小阪　次の課題は前頭側頭型認知症です。
　田邉　先生，前頭側頭葉変性症ではないですか？
　小阪　ここでは，1994年のLund-Manchester groupのFTD概念に基づいて話します。
　1) ピック病型，2) 運動ニューロン病型，3) 前頭変性症型，という3つに分けています。その後ManchesterのNeary教授らが1996年にfrontotemporal lobar degeneration (前頭側頭葉変性症) と呼んだ。そこでは，1番目が先ほどいったFTD，2番目が進行性非流暢性失語症 progressive nonfluent aphasia，3番目が意味性認知症 semantic dementia にわけられていますね。ここでお話するのは主としてFTDの1)，2)ですね。3)については私自身は臨床例では疑う例を経験しますが，剖検例では経験がないのであまり話せません。

A．ピック病

　小阪　ピック病は先ほどもお話しましたように，アルツハイマー病よりも古くから提唱されていた病気で，Pickが1892年から1906年にかけて側頭葉と前頭葉の限局性萎縮で死亡した症例を報告しています。ただ，Pickは肉眼所見だけで見ているのですが，特異な臨床像を報告したのです。
　前頭葉と側頭葉と両方が萎縮してくるタイプもあれば，前頭葉だけが強く萎縮してくる前頭葉優位型のピック病もあれば，側頭葉優位型のピック

病もあり，一番多いのは前頭葉，側頭葉両方がやられている前頭側頭型です。正確にいうと，側頭前頭型といったほうがいいのかもしれません。このピック病に関しては後から少し概念をお話ししますけれども，ここで最初に典型的な，ピック小体病の症例を紹介します。ピック小体がたくさん出てくる症例です。

前頭葉優位型ピック小体病の症例

小阪　60歳の女性です。48歳のときに幻聴や被害妄想が出現し，M病院に入院した少し古い症例です。入院した当時は脱抑制的な行為(これはピック病の特徴的な症状ですが)が出て，しかも同じことを何回も繰り返す滞続言語が加わり，言語理解も不十分な状態で，言語面の障害というより理解力の障害があった。3年後一応退院したのですが，浪費が目立ち，さらに認知症がだんだん進行し，53歳時に再入院しました。そのときには拒絶的で落ちつきがない，周徊が目立つという状態です。すでに異食症，それから口唇傾向があり，発語はほとんどない状態でした。

その後，認知症が進行し，無言，無関心，周徊，さらに立ち去り行為が目立つようになった。立ち去り行為というのは話しているのにすっと向こうに行ってしまう，診察中でもすっと立ち上がって行ってしまうというものです。55歳時に自発性の低下があって，56歳時にまた症状が出ている。以後全身衰弱が進行して，失外套症候群(apallic syndrome)に陥り60歳時に肺炎で亡くなった。この人は典型的な症状を示し，ピック病と診断されています。12年の経過です。

MRI像(図2-15 A)では，少し左右差があり，右側により強い萎縮があります。前頭葉の穹窿面から側頭葉の底面に強い萎縮があり，側脳室もかなり拡大している。大脳白質にも萎縮が広がっている。

もう少し後方になると(図2-15 B)，視床のレベルですが側頭葉の萎縮が非常に目立っている。上側頭回も少し萎縮しています。

田邉　これは前頭葉のほうが強くて，側頭葉のやせはより軽い。

小阪　そうです，前頭葉のほうが強いからこの症例は前頭側頭型です。

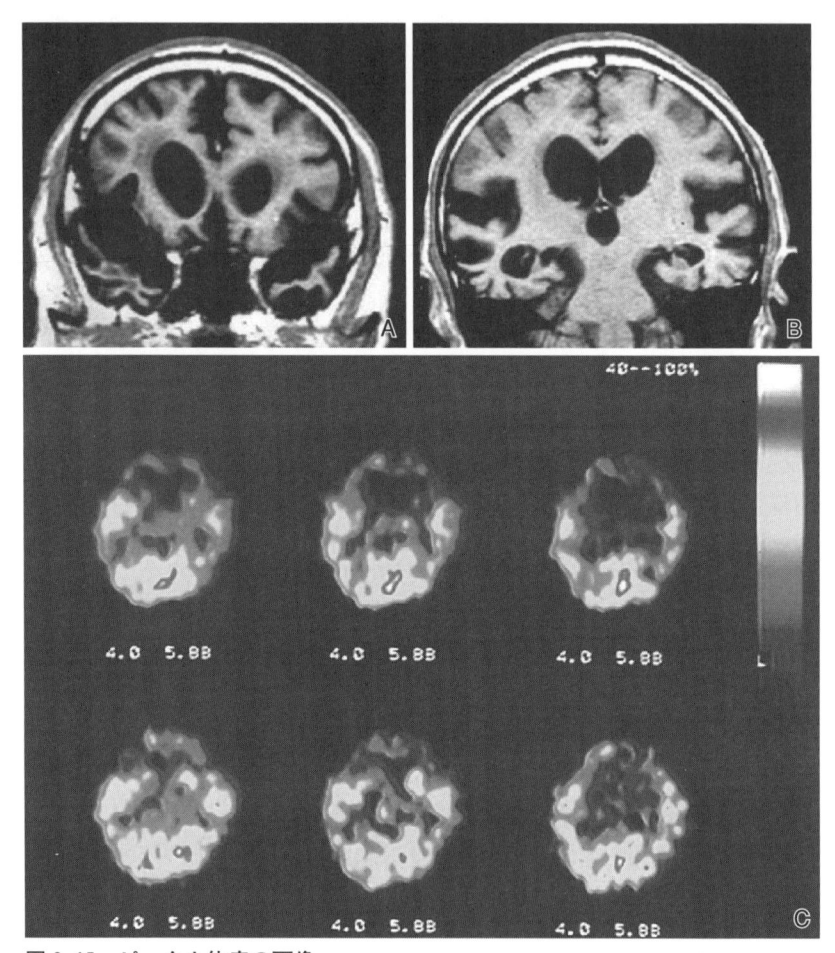

108　第2章　非アルツハイマー型変性認知症

図 2-15　ピック小体病の画像
A：MRI T₁ 強調画像　B：MRI T₁ 強調画像　C：別の症例の SPECT 像

　田邉　前頭葉優位型ですね。
　小阪　SPECT で見れば，前方型の血流低下がすでにあるのではないかと思います(**図 2-15 C，別の症例の SPECT 像**)。この症例は古く SPECT がない時代のものですが…。
　非常に強い萎縮が前頭葉穹窿面に目立つ(**図 2-16**)。多くは中心前回より

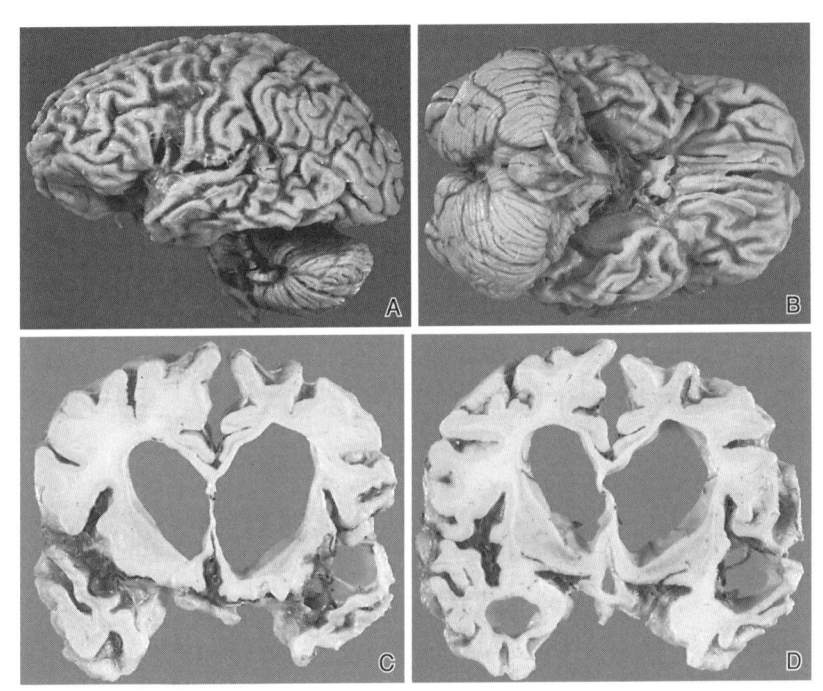

図 2-16 前頭側頭型ピック小体病の脳肉眼所見
A：左側面像　B：底面像　C：前額断像　D：前額断像

も前のところで萎縮が強く，側頭葉にも萎縮があります。

　田邉　後ろは保たれる。ウェルニッケ野や，中心溝の前の中心前回は保たれる。普通はアナルトリーが来ない。

　小阪　そうですね。普通は中心前回も中心後回も保たれる。上側頭回の後方のほうも障害されない。これは典型的なピック病です。眼窩面にも強い萎縮があって，側頭葉の底面にも強い萎縮があります。

　割面で見ると(**図 2-16 C**)，前から見ていますが，切り方で少し左のほうが前に出ているものだから，左のほうがずっと強いように見えます。前頭葉の穹窿面に強い萎縮がある。側頭葉にも強い萎縮がある。側脳室が非常に拡大している。白質も非常に薄くなっている。それから，尾状核も非常に扁平化している。

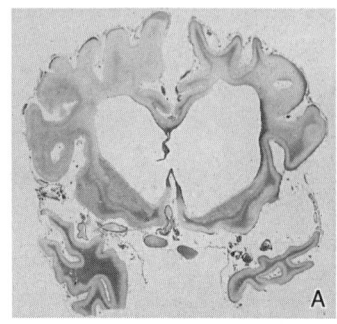

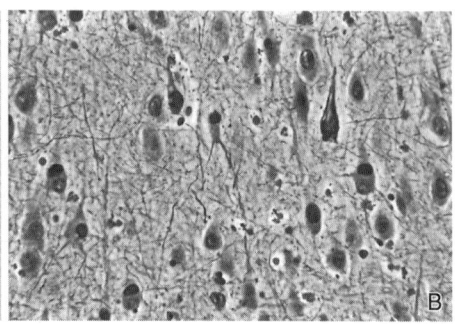

図 2-17　前頭側頭型ピック小体病の脳
A：ホルツァー染色　B：ピック嗜銀球またはピック小体(ボジアン染色)

　もう少し後ろですが(図 2-16 D)，左右差があるのは切り方によります。前頭葉の穹窿面の萎縮があって，シルヴィウス裂の拡大があり，側頭葉では前のほうに強く，底面にも強い。
　扁桃核も萎縮しています。上側頭回は比較的残っています。
　図 2-17 A は Holzer(ホルツァー)染色というグリア染色ですが，大脳白質，特に側頭葉の白質が非常に強いグリオーゼを示しています。前頭葉にもあります。大脳白質に広範にグリオーゼがある。
　田邉　脱髄は前頭葉のほうが強いわけですか。
　小阪　脱髄を起こして，そこにグリオーゼがある。
　田邉　濃いほうが強い？
　小阪　濃いほうがグリオーゼが強い。
　この症例は問題のないピック病なのですが，ピック嗜銀球(ピック小体)が神経細胞のなかに入っている(図 2-17 B)。この嗜銀球はタウ免疫染色で染めるとよく染まってくる。ユビキチンでも染まるのですが，タウでもよく染まる。レビー小体はタウで染まらなくて，α-シヌクレインでよく染まります。
　田邉　話が飛びますが，ピックの嗜銀球を見つけたのは，Alzheimer でしょう。

小阪　Alzheimer です。1911 年のことです。
田邉　それは何の染色でですか。
小阪　ボジアン染色だと思います。嗜銀球はボジアン染色できれいに染まります。

19 世紀ドイツの化学と染色法

——　19 世紀のドイツで新しい染色法が次々作成されました。ボジアンを始め各種疾患の病理学が明らかにされ，その本質がとらえられましたがその点はいかがでしょうか。

小阪　昔，基本は Nissl（ニッスル）染色または HE 染色でして，そこにいろいろな特殊染色が出てきた。例えばボジアン染色で，これにより嗜銀性の構造物がよく染まるようになった。HE 染色ではあまり見られないものが染まる。例えば老人斑や，神経原線維変化，ピック小体です。そのほか，ホルツァー染色では，古い線維性のグリアを染めることで，グリオーゼを見るのに適していた。

田邉　ニッスル染色を初めてやったのはだれですか？

小阪　ニッスル染色は，18 世紀末ぐらいに Nissl が見つけたと思います。しかし，実際に神経病理学が出てきたのは 1900 年近くなってからでしょうね。Nissl とか Alzheimer が出てからでしょうか。

——　だいたいドイツですね。

小阪　ほとんどドイツです。

Nissl と Alzheimer

——　ドイツはそういう化学技術をもっていたわけですね。

小阪　Nissl と Alzheimer は親友で，二人が一緒にそれぞれ工夫しながら，今度はこれを染めようというふうにしてやったのですね。

さて，今のものが典型的な前頭側頭型認知症のピック病で，しかもピック小体病の典型例です。ピック小体が一番多いところは海馬の歯状回で小型の神経細胞に出やすい。萎縮部位の表層の小型の神経細胞に出やすい。

田邉 これもよく聞くのですが，ピック小体の分布と臨床症状とは対応しません。要するに，記銘力障害はほとんどみられないけれども，海馬のところにCA₁を含めてピック小体があるわけですね。

小阪 ピック小体というのは神経細胞のなかにわりあいと遅くまで残る。これが進むと神経細胞が壊れ，いわゆる ghost Pick として組織に残り，消えていく。神経原線維変化は比較的早くから神経細胞が壊れ，ghost tangle として組織に長く残る。アルツハイマー病の長い経過をとった例ではいわゆる ghost tangle だけがたくさんみられ，焼け野原を見ているかのようになる。

ところが，ピック病の場合は，ピック小体をもった細胞が長く残るのです。神経原線維変化に比べると，神経機能をそれほど強くは障害していないようなので機能もわりと残る。最後に ghost Pick という形で残ることもあるけれども，それは少ない。神経細胞の機能はより残りやすいのではないかと思うんです。

田邉 機能はあまり損なわないと。

小阪 ピック小体が直接神経細胞死と関係があるかというと，必ずしもそうではないかもしれません。

B．前頭型ピック病

無為・無力と不精が目立つ

小阪 今度は前頭型ピック病を紹介し，先ほどの前頭葉に病変の主座があったアルツハイマー病と比較して考えてみます。47歳の女性です。初老期例です。44歳のときに安いものを買い込む，身なりがだらしないという症状で始まった。発語の減少，家事などをしようとしないという意欲の低下，非常識な言動があり，2年後の46歳のときにM病院に入院した。そのときはやや多幸的で，無関心，投げやり，自発語の乏しさ，無

為・無力が目立つ。やはり言葉数が減ってきた，何もしようとしない，無為・無力が目立つという特徴ですね。アルツハイマー病と違って，記憶・見当識はわりあい保たれる。高次の言語機能障害の失語と失行はない。ADLもほぼ保たれている。WAISは何とかできてIQ 60点。動作性IQのほうが強くやられている。投げやりで，いわゆるDenkfaulheitが目立つ。

　田邉　考え不精ですね。

　小阪　ええ，考え不精があるので，テストに乗らないです。一生懸命にやればもっと点数は取れるのでしょうが。

　田邉　知能検査には反映されない。

　小阪　反映されにくいですね，ピック病の人は。乗ってこないですから。47歳時，自発語はさらに減少し，ときどき周徊があり，立ち去り行動もあった。これは吉田哲雄先生が『精神神経学雑誌』に報告した症例です。尿失禁がみられ，さらに自発語が消失しますが，言語理解はわりあいといい。筆談が可能であって，原始反射も出てこない。誤嚥で途中で亡くなってしまったので，3年という比較的短い期間です。

　欧米では前頭型ピック病は以前からわりと多いといわれていますが，日本では前頭型ピック病は少ないです。これは珍しいケースです。

「立ち去り行動」

　田邉　当時は「立ち去り行動」というので書いたものでないですか。

　小阪　そう。「立ち去り行動」を初めていいだしたのがこの症例です。この例では目立ったのですね。

　——　前に「立ち去り行動」という話が少し出ましたけれども，どのような症状でしょうか。

　小阪　ピック病に特徴的な症状です。

　田邉　前頭葉優位型のアルツハイマー病でもあるけれども，知らん顔で，立ち去るのが特徴です。

　——　何のあいさつもないのですか。

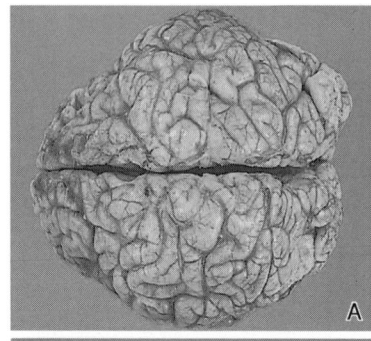

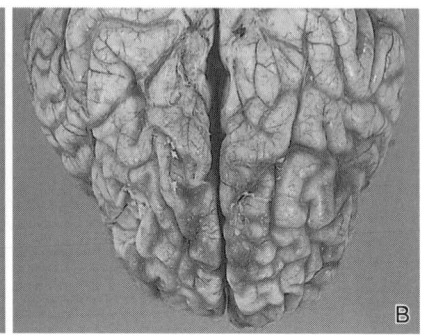

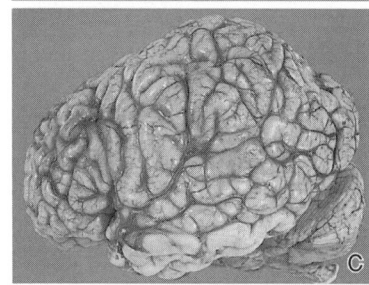

図 2-18　前頭葉型ピック病の
　　　　脳肉眼所見
A：上から見た像
B：前頭葉穹窿面
C：左側面像

　小阪　話している最中なのにすーっと行ってしまう。

　──　おもしろいですね。

　田邉　例えば回診していてもそうです。こちらを教授として全然気遣いをしてくれない。

　小阪　これは日本では珍しい前頭葉型の患者です。

　田邉　確かに僕も臨床で見ていて，前頭葉にほぼ限局しているようなものは少ないです。

　小阪　少ない。

　田邉　やはり側頭葉型のほうが日本では多い。

　小阪　この症例でも，もちろんよく顕微鏡で見ると側頭葉も少しやられていますが，圧倒的に強くやられるのは前頭葉です。

　田邉　画像のみの経験では，前頭葉だけのものは極めて少ない。

　小阪　剖検の肉眼像です（**図 2-18**）。前頭葉に強い萎縮があります。特に前頭葉の前のほうに強い。前中心回はわりといいでしょう。前頭葉の前の

3. 前頭側頭型認知症　115

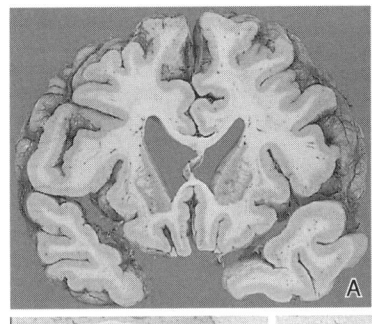

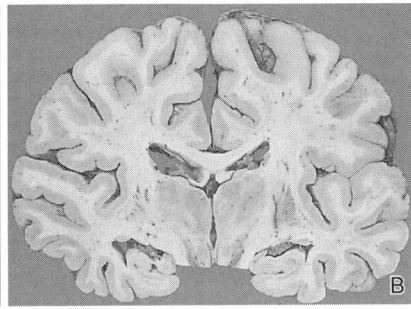

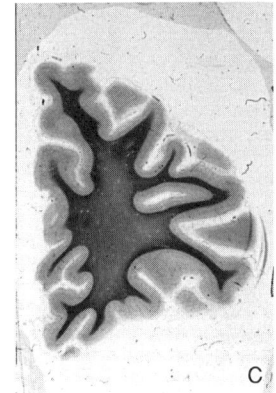

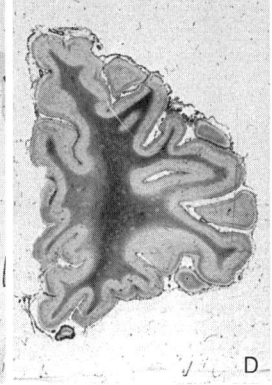

図 2-19　前頭葉型
　　　　ピック病の脳
A：(前部線条体レベル)
　　前額断
B：(視床レベル)前額断
C：クリューバ・バレラ
　　染色
D：ホルツァー染色

ほうに強い萎縮がある。ほぼ左右対称性です。

　上から見ると(図 2-18 B)萎縮した前頭葉の表面が茶褐色調をとっています。あまり左右差はないと思います。

　横から見ると、前のほうだけに強い萎縮がある(図 2-18 C)。側頭葉の萎縮は、それほど目立たない。しっかりしている。

　前頭葉の割面を見ると(図 2-19)、穹窿面の萎縮がある。前の方に強くて、後ろのほうに来るとあまり目立たなくなって、側脳室の拡大もあるけれども比較的軽くなる。側頭葉はわりあいといいです。これは左右差があるように見えますが、これは切り方の問題ですね。

　後ろのほうに行くと(図 2-19 B)、海馬領域は左右ともちゃんと残っている。これは視床レベルですが、後ろのほうには問題がない。側頭葉はよく

この例はきれいな前頭型ですね。前頭葉では側脳室が非常に強く拡大している。

田邉 尾状核はかなりやせている？

小阪 尾状核はかなりやせています。

前頭葉のクリューバ・バレラ髄鞘染色(**図 2-19 C**)とホルツァー染色標本(**図 2-19 D**)で，非常に強い線維性のグリオーシスが広範に認められます。

脳重量は1,190 g で，ごらんのように前頭型ピック病といって問題はない症例です。

C. 非定型ピック病

Onari & Spatz の研究

小阪 次はいわゆる非定型ピック病です。つまり，ピック小体がないものです。ピック病というのは，もともと Pick 自身が肉眼像で側頭葉，前頭葉の葉性萎縮をきたしたものを初めて報告して，その後 1926 年に，Onari と Spatz がピック病と呼んだ。その前に 1911 年に Alzheimer がピック小体を見つけていますが，Onari と Spatz はピック小体あるなしには関係がないと記載して，葉性萎縮をきたしたものをピック病と考えた。

私もその考えに従って，ピック病はピック小体があるいわゆるピック小体病だけを指すものではないと考えています。事実，ピック小体があるものとピック小体がないものの間では臨床像の差がそれほどありません。それから，病理像もピック小体を除けばあまり大きな違いはないということで，そういう考えでずっときました。

症例は 64 歳の男性です。51 歳のときに職場で呼ばれても返事をしないということに気づかれた。言語理解が徐々に悪くなってきて，周囲にも無関心になって，54 歳時に会社を解雇されます。その後，常同的な行為で

すが，毎日職業安定所へ行くことを繰り返すということがあり，職安へ行って，一応仕事は見つかって仕事をするのですが，すぐやめてしまって，転々と仕事を変える．怒りっぽくなってきた．56歳時に，神経科へ検査入院となりました．ぶっきらぼうな態度で，アルツハイマー病と全然違ったコンタクトでした．言語理解も悪くて，感覚失語がある．質問と関係なしに同じ話を何回もするという滞続言語も明らかに認められ，保続もある．長谷川式検査をしようとしても検査に乗ってこないことも目立ちます．神経学的には問題がなくて，脳波には徐波化がありません．検査が終わり退院したのですが，退院後拒食，それから活動性の低下が目立って，栄養状態が悪いということで関連病院に入院となりました．

当時，質問と無関係な発語で「ばかやろう」などという言葉があるだけで，それ以上の言葉は出てこない．「立ち去り行動」もあるし，それを止めようとすると怒る．その後盗食などの食行動の異常も加わり，自発性の低下が出てきて，しゃべらなくなり，片ひざを立てていすに座ったままという常同姿勢があり，シャツをしゃぶる口唇傾向もみられる．

60歳のころには右優位の腱反射の亢進がありました．61歳のときには寝たきりになって，右側の上下肢の屈曲拘縮の状態で，ついには発語が全

Dr. Kosaka's eye・4

ピック病の歴史

　ピック病の歴史は，1892年から1906年にかけてチェコの精神神経科医Arnold Pickによる一連の報告によって前頭葉や側頭葉に限局性萎縮がみられる7症例の記載から始まった．しかし，Pick自身は肉眼所見のみを記載し，組織病理所見を最初に記載したのはアルツハイマー病の発見者Alois Alzheimer（1911）である．その際，彼はピック嗜銀球を詳細に記載した．その後，Gansは1923年に萎縮の著しい部位が系統発生的に新しい部位であり，しかも髄鞘形成の遅いところであることを指摘した．そして，1926年にミュンヘンのOnari & Spatzによりこれがピック病と名づけられた．

く消失して，肺炎を繰り返して全身衰弱で64歳で亡くなった，全経過13年です．

田邉 右優位の腱反射亢進というのは急激に起こったのですか．

小阪 徐々に起こっています．血管障害みたいに急に起こったのではない．だんだんと進み，ついには屈曲拘縮に陥った．はっきりとした錐体路徴候はなく，Babinski 反射などは出ないけれども，腱反射の亢進があるという状況で，この人の臨床診断はピック病です．

ピック病の概念が揺れている

小阪 ピック病の概念が揺れ動いている．欧米人は単純に，ピック病はピック小体があるものに限ると主張します．ドイツ人までそういいます．ピック病はもともとピック小体があるなしは関係ないでしょうというのだけれども，レビー小体のないレビー小体病はないでしょうといわれてしまって，逆襲されたりして(笑)．ピック小体病のことをピック病というというのが，欧米の傾向です．

田邉 それはなぜでしょうね．Onari & Spatz の論文とか読んでいないんですね．

小阪 もちろんドイツ語を読めない．ドイツの人がもう少しそのへんを強調すればいいのだけれども．

田邉 ドイツは今衰退しているから．

小阪 古典を読まないのではないですか．日本人の方がこのへんを大事にする．

田邉 英米ではあまりドイツ語を読まないから．

—— フランスはどうでしょうか．

田邉 フランスも読まない．

小阪 ピック病とピック小体を伴わない非定型ピック病があるというのがわれわれの主張ですが，欧米ではピック小体病のことをピック病というという傾向があります．

全員が全員ではない．私と一緒に神経病理をしていた Mehraein 教授は

私の考えに近いですね。ピック小体があるなしは関係ないという，少しクラシカルな考え方です。

　ピック小体はタウに染まるので tauopathy に相当する。ところが，非定型ピック病ではピック小体はないけれども，ユビキチン陽性の小体をしばしば伴うということです。

tauopathy ubiquitinopathy と病理診断の境界

　小阪　それでこれは ubiquitinopathy。だから沈着する物質から見れば，確かにピック小体の出る tauopathy のピック小体病と ubiquitinopathy である非定型ピック病とは違うかもしれない。しかし，臨床的にも病理学的にもそれほど大きな差がないので，これらをそれぞれ別々とするということには若干問題がありますね。

語義失語と意味性認知症

　田邉　先ほどの非定型ピック病で提示された症例は剖検をしていますか？

　小阪　もちろんです。

　田邉　それでピック小体はない？

　小阪　ないです。ユビキチン陽性の小体がある。

　田邉　ubiquitinopathy で。先生，感覚失語と書かれていたけれども，経過からいうとおそらく語義失語の症状が出てきた。これは側頭葉優位型のピック病でしょう。滞続言語などが出てきた。滞続言語とかオルゴール時計，特に，滞続言語は前頭葉優位型でも出るけれども，オルゴール時計症状とか同じ話を繰り返すというのはどちらかというと側頭葉優位型ピック病，いわゆる意味性認知症 semantic dementia に多い。この症例では，感覚失語と書かれているけれども，おそらく語義失語の症状がかなり進んだケースで，長谷川式などもほとんど意味がわからないから，「漫画って何ですか」という調子で，生年月日を聞いても，「生年月日って何ですか」というような。おそらくはそうだと思いますが，詳しいことはわかりませ

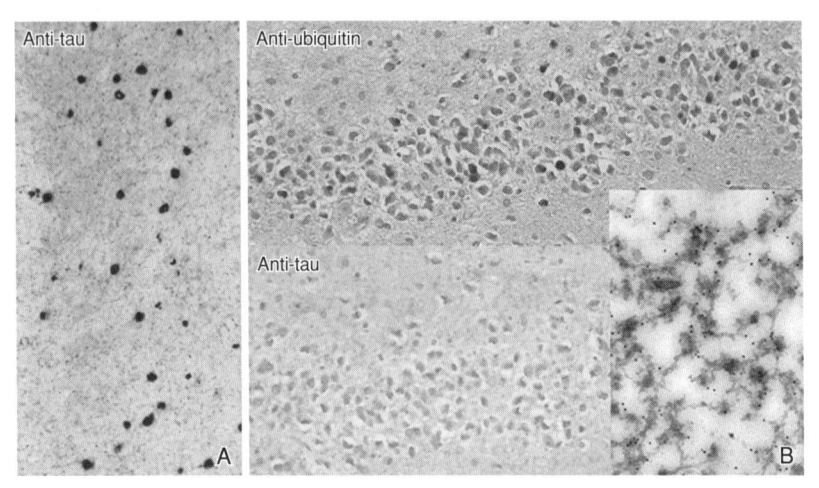

図 2-20　ピック小体とユビキチン陽性封入体
A：タウ陽性のピック小体　B：ユビキチン陽性小体(池田研二先生恵与)

ん。

　小阪　意味性認知症に近い状態です。いわゆるピック病には語義失語的なものが多い。

　田邉　側頭葉優位型で，まれにピック小体が見つかったと報告のある例を除いたら，ほとんどが語義の障害が出てくる。

　小阪　非定型例は特にそうですね。

　田邉　先ほどいわゆるピック病では，tauopathy でも ubiquitinopathy でも，すなわちピック小体があるなしにかかわらず，臨床症状はほとんど一緒だといわれたけれども。側頭葉優位型に限ったら，最近のものでは，語義の障害や意味の障害が出ているものは ubiquitinopathy です。そこが少し違うのです。

　小阪　ピック小体を伴ったピック小体病ではあまりそういうものはない？

　田邉　そういう症状は出てこない。

　小阪　それは前から先生が主張していることですね。

　図 2-20 A がタウ陽性のいわゆるピック小体ですね。図 2-20 B はタウには

染まらないけれども，ユビキチンには染まってくる小体です。これらの出現する場所は似ているのですね。歯状回の小型の神経細胞でピック小体もここに出やすいのです。これはタウが染まっていないというところを示している。電顕像も少し違う。そういうことで，両者では，微細構造も違うし，沈着するたんぱく質も若干違う。

　田邉　出てくるところはだいたい…。

　小阪　似ています。私のところの若い人がアメリカの Dickson 教授のところへ行って，こういう症例をたくさん見てきたのだけれども，アメリカのものと日本のものとは少し違いがあるといっています。

　田邉　違いがあるわけですか。

錐体路の変性と変性がないもの

　小阪　このユビキチン陽性の小体でも，出現場所や小体自体にも少し違いがあるといっています。

　この症例では，錐体路に変性があるのですよ。非定型ピック病には多い。

　田邉　そうですね。池田研二先生もいっていました。

　小阪　図 2-21 は池田先生にもらったスライドです。この錐体路変性は最初私が『精神医学』に論文で報告しました。『錐体路変性を示したピック病』の 3 例の論文です。この錐体路変性は著しいものですよ。ALS どころではない，ものすごく強い変性です。もちろん軽いものもありますがね。図 2-21 B は変化がないピック小体病です。全然錐体路の変性はない。図 2-21 A は非定型ピック病で，錐体路の変性がある。ないものもありますが，軽いものからかなり重いものまであります。

　こういう症例が日本では多い。池田先生の 12 例では，錐体路変性がないものが 12 例のうち 4 例しかないです。3 分の 2 では錐体路変性があるのです。

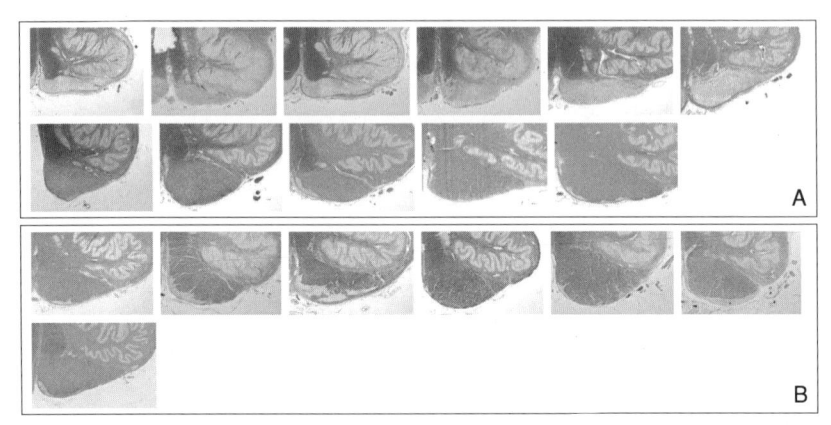

図 2-21　非定型ピック病例の錐体路変性（クリューバー・バレラ染色）
A：非定型ピック病剖検例の 1/2～2/3 には錐体路変性があり，運動ニューロン疾患の側面がある。
B：ピック小体病には錐体路変性はない（池田研二先生恵与）。

上位運動ニューロンの症状

田邉　上位運動ニューロンの症状です。

小阪　上位運動ニューロンの障害です。非定型ピック病では意外と錐体路の病変もしばしばある。それから，線条体と黒質に変性が出やすいという傾向もあります。

田邉　けれども，錐体路症状はそれほど早くは出ないですか。

小阪　出ないです。出ても遅いです。末期にしか出ない。

田邉　dementia lacking distinctive findings といわれるものは？

小阪　'lacking distinctive findings' というのははっきりした所見がないということでしょう？　これらの症例では前頭側頭葉の萎縮があるわけで，所見がないわけでないので，そういうのはおかしいのですが，いずれにしても，こういうものの位置づけをどう考えるかということが今問題になっています。

　図 **2-22** は非定型ピック病の画像ですね。前頭葉の穹窿面の萎縮もありますが比較的軽い。側頭葉優位に強い萎縮がある。

3. 前頭側頭型認知症

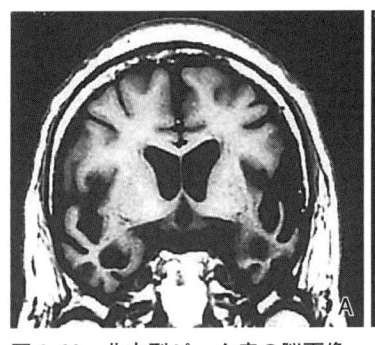

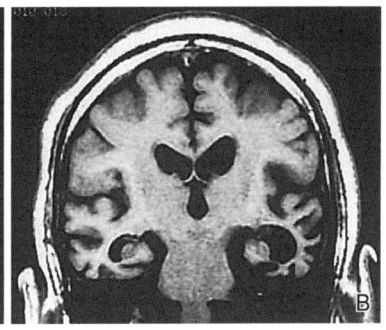

図 2-22 非定型ピック病の脳画像
A：MRI T_1 強調画像　B：MRI T_1 強調画像

　田邉　これもやはり非定型ですか？　前頭葉のやせは強くなく，側頭葉の底面がやせている。

　小阪　そのわりには海馬は比較的残っています。

　田邉　これは左優位ですね。

　小阪　これは左優位です。

　田邉　これが非定型例ですか。

　小阪　先ほどの非定型例ですね。言語の障害が出て，理解の障害，いわゆる語義失語もあるということです。

　剖検で見ますと（図 2-23），前頭葉にも側頭葉にも強い萎縮がある。

　割面で見ると，**図 2-23 C** は後ろから見ているところですが，**図 2-23 B** で見るように，前頭葉も眼窩面よりは穹窿面のほうが少し萎縮が強い。側脳室に拡大がある。側頭葉にはもっと強い萎縮がある。

　田邉　極のところがかなり強い萎縮。

　小阪　ものすごく強い。しかし，海馬はよく残っていて，側頭葉底面が非常に強いですね。上側頭回の萎縮は少し弱いですね。上側頭回の前のほうはやられているけれども，後ろのほうは軽い。

　ピック病に関しては概念的な問題で少し問題が残ったままになっています。日本人のほうがどちらかというとドイツの古典的な考えを受け継ぐ傾向の人が多い。

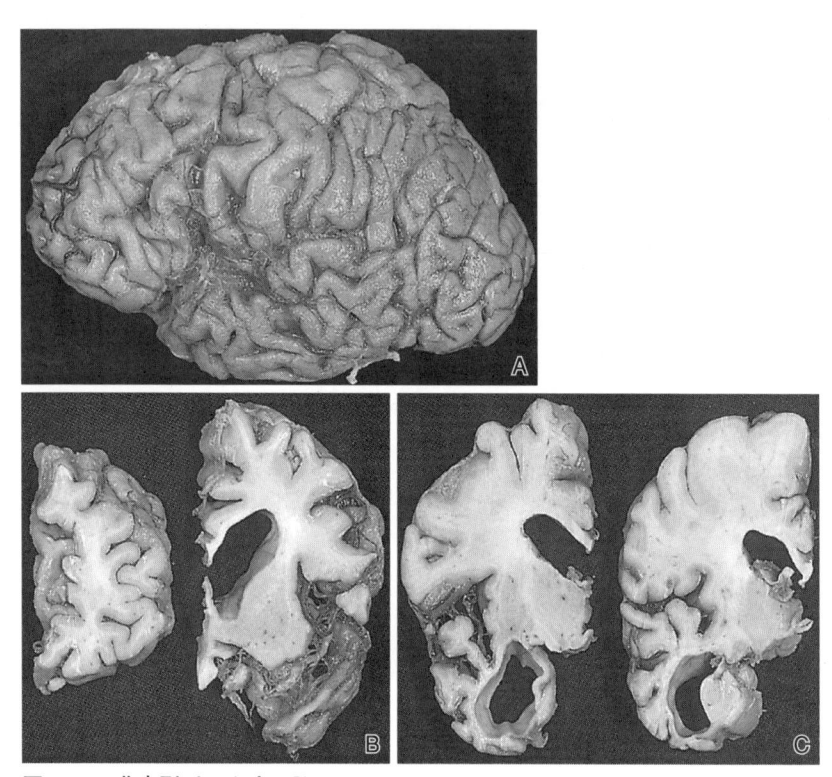

図2-23 非定型ピック病の脳
A：左側面像　B：割面像（前から）　C：割面像（後から）

臨床病理の衰退

　田邉　先生方が書かれているものを僕らが読んでいますから，それが流れてきて知っているからです。外国ではそういう流れがない。それと，ドイツのナチとの問題がある。Pickが後のナチの収容所などで働いたり，いろいろあるから，やはりひとつにはイギリスとかはドイツに対しアレルギーがある。

　小阪　一番大きな点はやはりドイツの臨床病理が衰退したということですね。

田邉　落ちてきているということですね。

小阪　ドイツの臨床病理がもっと強ければこのへんを主張してもいいはずなのだけれども，そういうものを主張する人があまりいなくなってしまった。

田邉　アメリカの教科書などもひどいもので，Cummingsなども，ピック病とアルツハイマー病の鑑別は難しいと，はっきり教科書に書いています。

小阪　彼らはあまり知らないから。

田邉　わかっていないんです。

小阪　アメリカで活躍されている平野朝雄先生自身もアメリカではピック病はないと前はよく話していた。

田邉　Mayoの岡崎春雄先生も見たことがないといってました。

小阪　そうでしょう。アメリカではDickson先生ぐらいかね，彼は最近やはり非定型のピック病やピック小体病があるといっている。

田邉　最近，僕の友人のBruce Miller先生のところやサンフランシスコでそういう症例がどんどん出ていますが，あれはなぜでしょうね。

小阪　いわれだしたからよく見るということですね。そういうものですよ。誰かがいいだすと，次から次へと出てくる。

田邉　あれは何かよくわからないけれど。岡崎先生が見たことがないといっているし，そうなのかなと思って。

小阪　だから，注目して見ていないのですよね。DLBがそうでしょう。だれも知らなくて，私がいいだしたら，これうちにもあるというわけで，次から次へと出てきて，今では当たり前になった。今度は，corticobasal degeneration(CBD)など今まで全然いわれていなかったのが，次から次へと出てきた。そういうことです。

——　人に指摘されてみると，そういう目で見えるということでしょうか。

小阪　ああ，そうだとわかるのです。面白いものです。見えていても見えないという。

田邉　先生がいわれるように，最近の久山町のstudyも，あれほどの頻度でレビー小体型認知症が出ているとは考えられないけれども，それも見過ぎではないかと．

　小阪　α-シヌクレインで染まってくるのをみてレビー小体としているのではないかと思う．アルツハイマー病の場合でもしばしばα-シヌクレインに染まる．それがみんなレビー小体になってしまうと問題です．

　田邉　レビー小体にしているわけですか．

　小阪　そういう危険性が若い人にはある．ちゃんと見ていないから．それで，見間違えてしまう．免疫染色を過信し過ぎてしまっている．もとの標本できちっと見ればそういう診断ミスはないのですが．

　――　免疫染色に依存する傾向が強いのでしょうか．

　小阪　若い人はそういう傾向がある．

　――　今のは例の久山町スタディですね？

　小阪　そうです．今まではずっと血管性認知症が多いといっていたのですよ．しかし，私がそんなはずはない，アルツハイマー病もレビー小体型認知症ももっとあるはずだといったら，調べなおして，レビー小体型認知症が41％もあった．

　田邉　それはおかしいといえばおかしいですけれども．

　小阪　ただ，あれはよく見ると，アルツハイマー病とレビー小体型認知症が重なっています．アルツハイマー病が40何％，レビー小体型認知症が40何％．そこには重なりがあるのです．だから，重なった部分を本当にレビー小体かどうかというと問題がある．レビー小体型認知症だけを取ると，まあせいぜい20％ぐらいでしょう．免疫染色で染めてしまうとそういうミスが出る．

　田邉　僕らはそれはわからないから．

　――　免疫染色で染めるというのはそれが便利だからやっているのですか．

　小阪　便利です．一目瞭然ですもの．ああ，これはアルツハイマー病，これはピック病，ああ，これはレビー小体病だというわけでしょう．レビー

小体の本質は何かというと，エオジンで赤く染まる．HE染色で見てわかるはずでしょう．しかし，それがわからなくて α-シヌクレインならわかる．

田邉　α-シヌクレインに染まるものはアルツハイマー病でもあるわけですね．

小阪　アルツハイマー病でも染まって，特に扁桃核などでは進んでくるとよく染まる．家族例などは特に出やすい．そういう認識がないといけない．

田邉　全部レビー小体ということになるわけですね．

小阪　怖い．だから，臨床の人はよけいわからないですね．

D．進行性皮質下性グリオーシス

第2のピック病

小阪　次は，「第2のピック病」といわれた進行性皮質下性グリオーシス progressive subcortical gliosis；PSG です．1949年，Meta Neumann が初めて4例か5例報告して，ピック病と同じような状況だけれども少し違う，だから第2のピック病だといった．

田邉　Neumann というのはドイツ人ではないのですか．

小阪　ドイツですね．1967年かな，Neumann と Cohn が PSG という名前で報告した．これが本当にピック病かどうかということは問題があるのですが，一応ピック病の範疇に入れられていたということです．

PSG の症例報告は日本では少ないですが，最初の症例は1973年に皆川正男先生により報告されました．

われわれの症例を紹介しましょう．お姉さんが初老期認知症の疑いですけれども，詳細はわかっていない．46歳のとき，頭痛を訴えてある大学病院の脳神経外科を受診したが，異常はないといわれました．50歳ぐら

いのとき軽度の見当識の障害，それからよく知っているはずの友人を忘れるという症状から始まりました．

51歳のときにバイクで交通事故に遭い，左脛骨骨折をし，整形外科に入院したのですが，入院中にせん妄が出現した．このころに粘着傾向，人物の誤認とか，尿失禁という症状が出ています．そして，精神科を受診しますが，CTや脳波には異常はない．ただ，軽度の認知症があるのではないかということを指摘された．

52歳でわれわれの大学病院を受診．このときは道に迷う，人の名前が覚えられないとか，尿失禁があるという状態です．ところが，愛想はいい．少しピック病とは違う．大脳白質の障害のような応対の仕方で，のんきに多幸的で無関心．しかし，えへらえへらと笑っている．左Babinski陽性ですが，それ以外には神経学的に異常はない．CTで前頭葉の萎縮があった(図2-24)．初老期認知症の診断で外来通院していましたが，だんだん認知症が進行し，着衣失行，異食という症状が加わった．54歳時には小刻み歩行，パーキンソン症状が加わり，進行した．

55歳のときには寡黙，寡動，無関心という前頭葉の症状が目立ってきて，全面介助を要するようになって，57歳のときにはけいれん発作が起こって，呼吸不全で亡くなりました．50歳が初発とすれば7年ぐらいの経過です．ピック病というほどの病像でもないし，パーキンソン症状なども出てきています．

田邉 僕は見たことないのですが，接触性はどうですか．例えばDNTC(石灰沈着を伴うびまん性神経原線維変化病)とか，あれとも少し違うのでしょうか？

小阪 違う．白質性認知症というような感じで，多幸的で，「えへらえへら」と笑っていて，接触性はいいけれども，深刻さがまったくなく，あまり関心を示さなくて，のんきな状態で，leukodystrophyなどに出てくる白質性の認知症を思わせる像です．あれほどひどくはないけれども．少し変わっていますよ．脳CT検査(図2-24)では，前頭葉中心の軽度の萎縮があり2年後にはそれが進んでいるけれども，ピック病のような強い萎

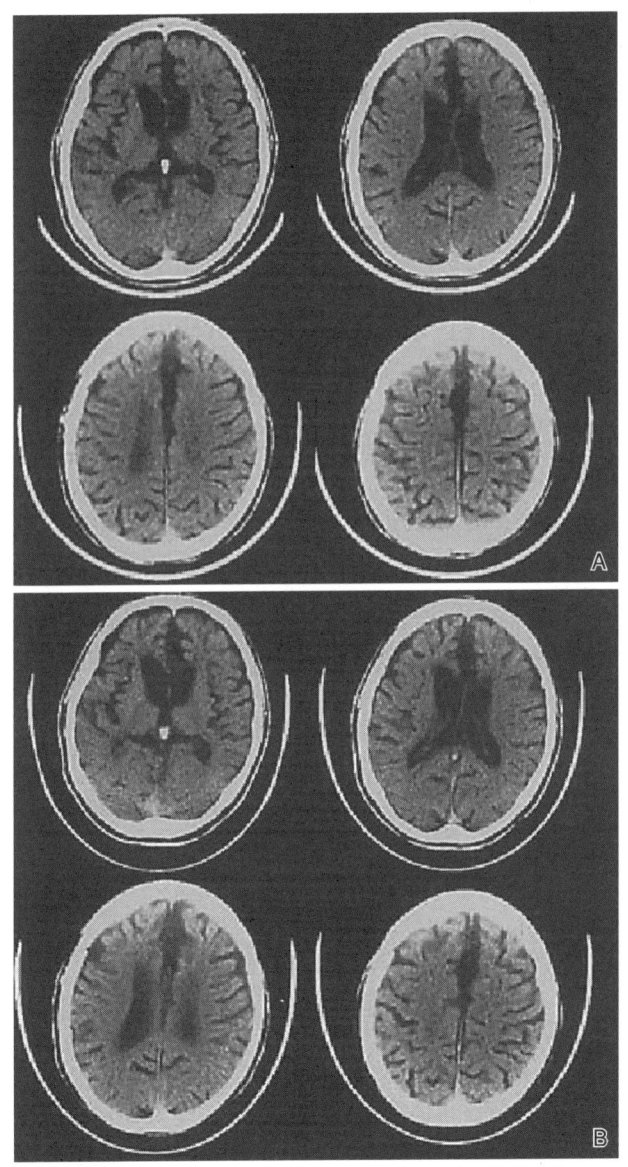

図 2-24 進行性皮質下性グリオーシス(PSG)の脳 CT 像
A：早期のもの　B：約 2 年後のもの

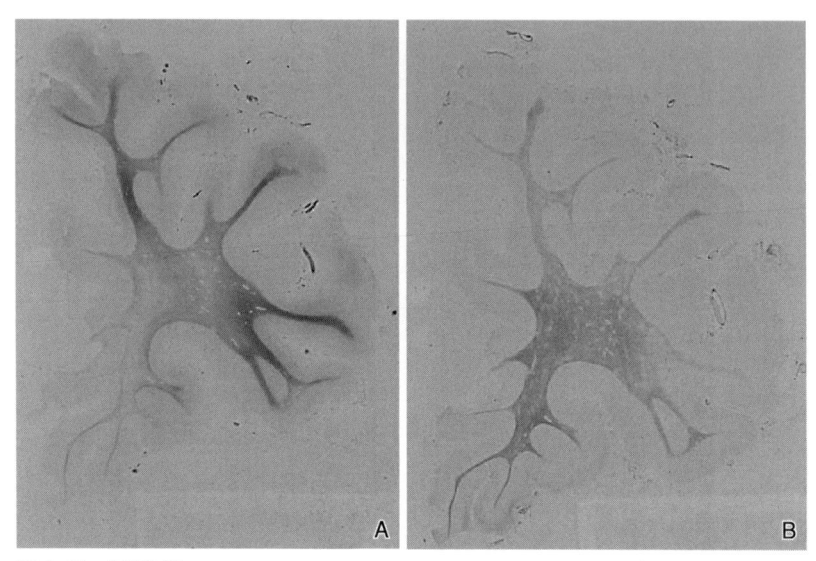

図 2-25　PSG 例
A：クリューバー・バレラ染色　B：ホルツァー染色

縮はない。
　脳を見ると前頭葉に軽い萎縮があるが，ピック病のような強い萎縮はない。脳回の萎縮が目立つわけではない。
　割面で見ると，白質が少し萎縮し側脳室の前角はかなり拡大しています。大脳皮質の萎縮はあまり目立たない。
　田邉　尾状核はどうですか？
　小阪　尾状核も少しくぼんでいます。
　田邉　しかし，それほど強くはない。
　小阪　ピック病ほど強くはない。
　側脳室の前角に強い拡大があって，それほど強くはないけれども，大脳の白質のびまん性の髄鞘の脱落があるのですね(図 2-25 A)。大脳皮質にはそれほど目立った変化がない。
　これはわりと少ない PSG の症例です。日本では少ない。皆川先生や三山先生などが報告し，みんな初老期の症例で，経過が数年から 6，7 年ぐ

らいまでです。臨床診断はアルツハイマー病やピック病。

　田邉　前頭葉優位型のピック病でも「へらへら」笑いみたいなものがあるけれども,「えへらえへら」しているのに，一応ラポールや接触性は比較的よいのですか？

　小阪　わりあいといい。

　田邉　ちゃんと対応しているわけですか。

　小阪　乗ってくる。だからピック病の前頭葉型のようなものではなくて，わりと乗ってくるけど，非常に軽い，軽薄，そういう感じです。

　前頭葉の萎縮は軽いですね。ところが，白質に強い髄鞘の脱落が見える(図 2-25 A)。

　ホルツァー染色で染めた標本ですが(図 2-25 B)，その白質にグリオーゼが強い。明らかな皮質下グリオーシスがあり，進行性皮質下性グリオーシスと呼ばれた。

　田邉　図 2-24 A の CT を見ると，多少前頭葉に強いけれども後ろのほうにも萎縮があります，後ろのほうもやられるのですか。

　小阪　あまりやられない。後ろのほうには白質のグリオーシスは目立たない。前のほうです。これがなぜピック病の第 2 型といわれたのかがわからないです。前頭型のピック病とは違います。しかも大脳皮質に病変があまりないから。これを第 2 のピック病というのは難しい。これの位置づけは今のところまだわからないのですね。

E．運動ニューロン疾患を伴う初老期認知症

ALS dementia

　もうひとつの FTD のタイプで運動ニューロン疾患を伴う初老期認知症です。これは，三山吉夫先生がいっているように，presenile dementia with MND，あるいは最近は認知症を伴う ALS，ALS dementia と呼ば

れているものです。日本で三山先生たちが presenile dementia with MND というふうに疾患単位として確立し報告したのが最初です。最近はむしろ ALS dementia と言われている。

　その症例です。61歳の男性。初老期の発症です。58歳のときに不況で会社を解雇されました。その後落ちつきなく職を転々とした。60歳のときに転居しましたが，娘の年を間違えたりする。物忘れがひどくなって，ぼんやりしていることが多い。しかし，何となく出かけてしまうこともわりと多く，出かけると道を間違えるという視空間認知の障害があるのです。夜尿も出て，そのうち外出しなくなった。

　たまたま肺結核が見つかって入院したのですが，勝手に病院から抜け出すということがあって，人格の変化も出てきたので，M病院に入院した。

　この当時は記銘記憶障害，それから失見当識，了解の悪さが目立ちますが，これは失語というほどの了解の悪さではなかったと思っています。長谷川式が10点，失語，失行の明らかなものはない。それから，書字や読字は可能でした。

運動ニューロン病の存在

　小阪　失語症のような了解の悪さではなくて，理解が悪い。入院後うろうろしていることが多くて落ちつきがない。一応礼節は保たれますが，他人の食事に平気で手を出すという道徳感情の低下がうかがわれる。そのうち拇指球筋，小指球筋，それからもっと上へ行って，上腕筋，それから肩甲骨の周囲の筋肉に明らかな筋萎縮が出て，線維束性収縮 fasciculation も出てきた。ここで初めて motor neuron disease の存在が疑われるようになった。しかし，明らかな錐体路徴候や錐体外路症状はない。だんだん体重が落ち，寝ていることが多くなって，そのうちに嚥下障害が起きてきて，自発性低下が顕著になり，まもなく呼吸困難が出て亡くなった。脳波，髄液の普通の検査で異常なく，約3年というわりと短い期間で亡くなった症例です。

　このときはCTがまだなかった時代でCTは撮っていないのですが，剖

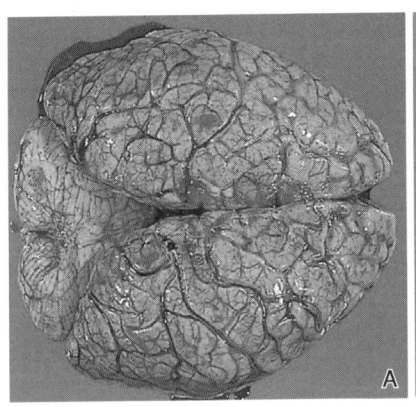

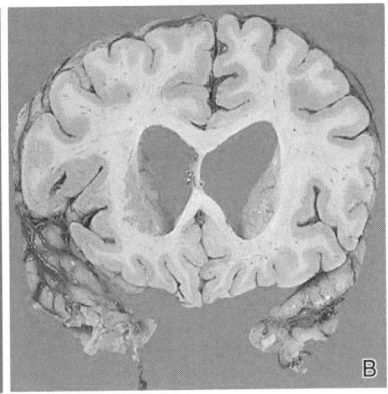

図 2-26 MND を伴う初老期認知症例の脳肉眼所見
A：上から見た像　B：割面像

検では(図 2-26)，前頭葉が少し萎縮があるという程度で，それほど目立った変化ではない。少なくともピック病ほどの前頭葉萎縮はありません。

割面で見ると，大脳皮質にはあまり強い変化はないが，白質が小さくなって，側脳室の前角に拡大がみられる。

図 2-27 は前の PSG に似ていますが，前頭葉の白質で広範に，しかしそれほど強くない髄質の脱落がある(図 2-27 A)。白質にはそれほど強くはないが，グリオーシスがある(図 2-27 B)。大脳皮質には第2層に海綿状態が少しある程度で，大きな変化はない。大脳白質もこの程度の髄鞘の脱落しかないということで，認知症のわりには大脳の変化は軽いということが言われていた。

脊髄前角では少し神経細胞が落ちています(図 2-27 C)。この症例は錐体路には変化が目立たない。

手指筋の顕微鏡像(図 2-27 D)ですが，明らかに筋萎縮がある。この症例は三山先生がいっている，いわゆる MND を伴う初老期認知症に合う下位運動ニューロン障害が目立った症例です。三山先生が言いだした頃には大脳の変化は軽いといわれていました。

黒質には変化があるのですが(図 2-27 E)，あまり錐体外路障害は出ま

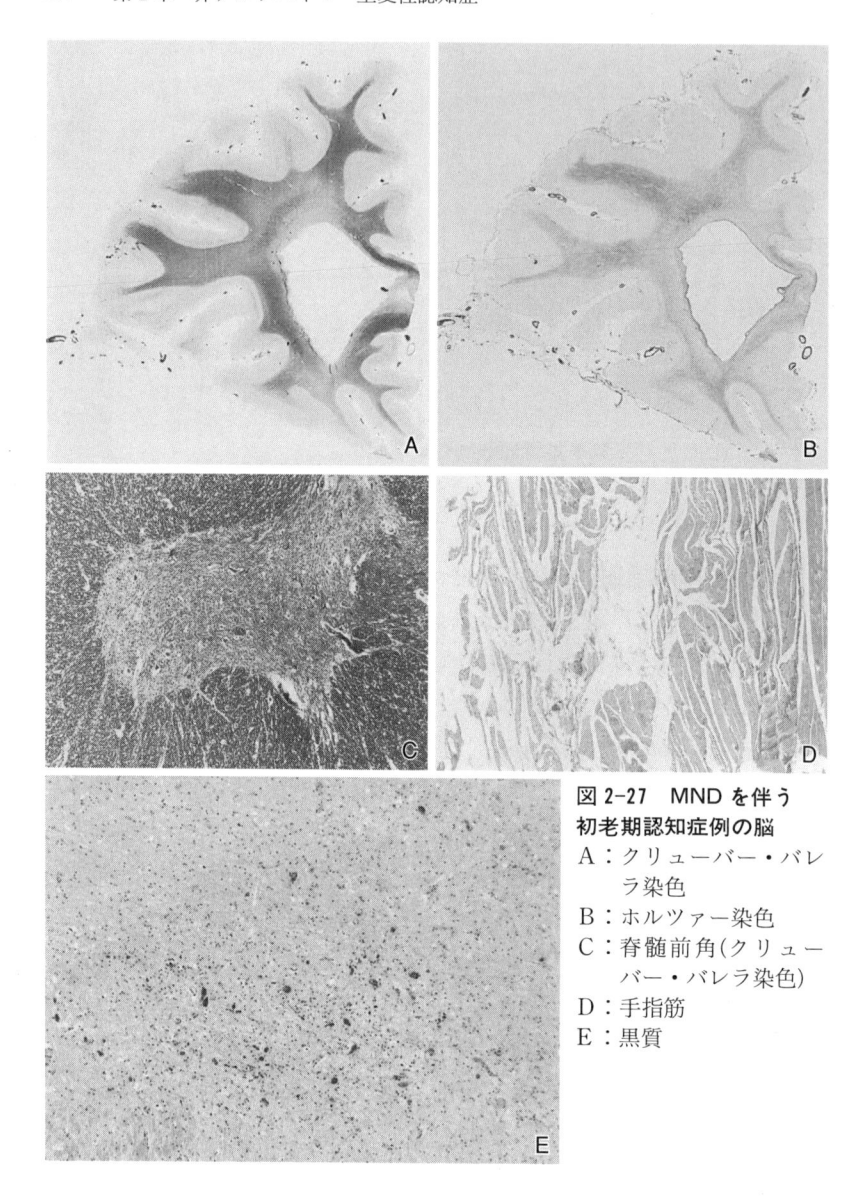

図2-27 MNDを伴う初老期認知症例の脳
A：クリューバー・バレラ染色
B：ホルツァー染色
C：脊髄前角(クリューバー・バレラ染色)
D：手指筋
E：黒質

せん。

　その当時は私はこれはPSG，先ほど示した進行性皮質下グリオーシスに近縁のものではないかなと思っていました。ところが，その後FTDの概念が出てきてMND；motor neron disease（運動ニューロン疾患）型というものがいわれるようになってきた。それから三山先生も前頭葉萎縮がもう少し強いということをいいだした。

　田邉　僕も何例か見たが，側頭葉もピック病みたいなくさび状ではないけれども，多少萎縮がある。

　小阪　ここには出ていないけれども，この病気では側頭葉の内背側の萎縮がみられます。特に自治医大の中野今治先生が，こういう症例をよく見ると，側頭葉の内背側面に海綿状の変化が起こりやすいと報告しました。大脳皮質は全くintactではなく，側頭葉の内背側面の変化があり，ユビキチン陽性の小体がみられる。そうすると，非定型ピック病のユビキチン陽性の小体とオーバーラップしている。これはおもしろいですね。しかし，それほど強い萎縮は普通は出てこないです。非定型ピック病のようには萎縮が強くないのです。

　田邉　モーターニューロン病で，僕が経験したある症例は上位運動ニューロン型仮性球麻痺や，感情失禁もあり，パーキンソニスムもある。そういう臨床例ですが，多幸的で，人格変化もくるから，いわゆる記憶の検査をしても考えない，何を見ているかわからないというような状況でした。こういう筋萎縮は『神経心理学コレクション』の『痴呆の症候学』に載せている例で見られました。

　小阪　もう1例では，FTDのような臨床像を示した。もう少し経過が長かった。今紹介した症例では，FTDのような症状はそれほどなかったけれども。

　田邉　よくわかります，池田研二先生がやはり同じようなことをおっしゃっていましたね。

　小阪　同じです。あのころはFTDという概念もなかったし，前頭葉症状はそれほど目立たなかった。

表2-11 FTDの診断的特徴(Neary et al, 1998)

性格変化と社会的行動の障害(disordered social conduct)が，発症から疾患の経過を通して優位な特徴である。知覚，空間的能力，行為，記憶といった道具的認知機能は正常か，比較的良好に保たれる。

I．主要診断特徴(すべて必要)
　A．潜行性の発症と緩徐な進行
　B．社会的対人行動(interpersonal conduct)の早期からの障害
　C．早期からの自己行動の統制(regulation of personal conduct)障害
　D．早期からの情意鈍麻(emotional blunting)
　E．早期からの病識の欠如

II．支持的診断特徴
　A．行動異常
　　1．自己の衛生や身なりの障害
　　2．精神の硬直化や柔軟性のなさ
　　3．易転導性(distractibility)と維持困難(impersistence)
　　4．口唇傾向と食餌嗜好の変化
　　5．保続的行動と常同行動
　　6．使用行動

III．FTLDに共通する支持的診断特徴
　A．65歳以前の発症。親兄弟に同症の家族歴
　B．球麻痺，筋力低下と萎縮，筋線維束れん縮

田邉　それほど強くはない。

小阪　病変もそれほど強くない。それが特徴だといわれていました。最近はFTDのひとつになったから，皆がそこを少し強調するようになっているが，それほど前頭葉症状が強くはない。

田邉　本来のFTDとは違いますね。

小阪　ピック病などとは違います。

田邉　『痴呆の症候学』で出したものは印象に残っていて，滞続言語が著明でした。

小阪　そういう感じです。semantic dementiaの症例は田邉先生がお得意なので，今日は出しませんが，語義失語を主徴として流暢性の失語で，左側頭葉の前部の萎縮を示す症例は非定型ピック病に親和性があり，自験例の意味性認知症の3例すべてが非定型ピック病です。剖検報告例でピック小体病では意味性認知症は極めてまれであると田邉先生がいってみえますが，そういうことかもしれません。

表2-11にNearyのFTDの診断基準を示しておきます。

アルツハイマー病の「徘徊」とピック病の「周徊」

—— ここでアルツハイマー病の「徘徊」とピック病の「周徊」の話をお聞きしたいのですが。

田邉　周徊と僕がつけました。

小阪　roamingですね。

田邉　ええ。roamingに「周徊」という訳をつけた。あれはきっちり行動を見ていないと，それだけ見たら「徘徊」と同じように見えるわけです。しかし，一応のパターンがあって，要するに出て行って帰ってこられなくなるアルツハイマー病の徘徊とは違う。ちゃんと帰ってくるわけです。常同行為のひとつです。

小阪　同じルートを行くという。だから道は間違わないのです。病棟でも同じところを回ります。

—— それは距離の問題は別にないのですか。

小阪　距離の問題ではない。

田邉　病棟だったら，病棟の同じところを回るのです。

小阪　ピック病の周徊はそういうものですね。だから道は間違わないものね。ピック病の人は。

田邉　アルツハイマー病の場合は視空間認知操作ができなくなるから，どこかへ行っても迷って。

小阪　あちらへ行ったり，こちらへ行ったり。これは大きな違いです。

道順障害

—— 道順障害が今注目を浴びていますが，ああいうことと認知症は重なるのですか。

田邉　先ほど小阪先生がいわれたように，帯状回後方部にも病変は来るわけです。初期には来ないけれども。アルツハイマー病の一番の初期症状は記憶の障害で，決して道順障害が初期に来るわけはないので，それも物

語っている。蓑島先生のいう帯状回後部の血流低下が本当の病変を表現しているのだったら，当然道順障害が出てきていいけれども，そうではない。ピック病の場合は帯状回は前方部がやられ，後方は全然やられない。アルツハイマー病の場合は後方に強いが，前方もやられている。

大脳辺縁系の傾病性（パトクリーゼ）

小阪　大脳辺縁系というのはやはりどの病気でもやられやすい。アルツハイマー病でも大脳辺縁系はやられやすいし，レビー小体型認知症もそうでしょう。ピック病も辺縁系ですね。

田邉　先生，島回のところがやられた，あれは何の病気でしたか。

小阪　島回は結構やられる。

田邉　島回の皮質のところで，例えばヘルペス脳炎のとき，なぜやられるのか。大脳基底核はやられないのですよ。島回の外側のところ。辺縁系をやっつけていますが，なぜでしょうか。

小阪　辺縁系の傾病性ですね。パトクリーゼ Pathoklise という昔からよく知られていることですが。

田邉　やられやすい。

小阪　障害されすい部位というのが病気によって違いがある。それがなぜかということはいまだにわからないのです。

田邉　ヘルペス脳炎は不思議。あれは絶対に島の外側からなかへ入らない。

小阪　ピック病でもそういう傾向がある。なぜ，あのへんが侵されやすいのか。

田邉　脳炎のときになかへ入っていかない。ウイルスだから，なかへ入っていって障害してもいいと思うけれども，いかない。

小阪　大脳皮質だけですもの。しかも辺縁系のね。そのへんがわからないので，おもしろいことですよね。パトクリーゼについては今もわかっていない。

田邉教授の世界漫遊記・4

語義失語

2006年6月初旬，イギリスのManchesterとフランスのLilleを訪ねた。後述の第5回前頭側頭型認知症国際カンファレンスの伏線的意味合いもあったが，"The uniqueness of Gogi aphasia due to temporal lobar atrophy" という題で1時間ほど話をした。つい最近アルツハイマー病でもsemantic dementiaが生じる，言い換えれば語義失語が生じるという報告がなされた。semantic dementiaは広義のピック病に相当する前頭側頭葉変性症 frontotemporal lobar degeneration で生じると理解していたものにとっては意外であったはずに違いない。

しかし日本では語義失語という病態が1943年に井村恒郎によって報告されて以来，語義失語像ないし類似の病像は側頭葉葉性萎縮例以外に，ヘルペス脳炎，頭部外傷，アルツハイマー病でも報告されている。大事なことは，側頭葉葉性萎縮あるいは広義のピック病による語義失語像は，ほかの原因疾患による語義失語像とは一線を画するという点である（相馬芳明，田邉敬貴：失語の症候学ーハイブリッドCD-ROM付参照）。側頭葉に萎縮があるからといって必ずしもsemantic dementiaが生じるわけではない，という点でも意見の一致をみる前頭側頭型認知症の名づけ親であるManchesterのNeary教授が言っていたが，心理テストの弊害があるのかもしれない。語の意味を含め意味記憶障害はアルツハイマー病でも当然生じる。したがってテストの成績上は一見同じ意味記憶障害にみえる。

ベルギーとの国境に近いLilleで講演したとき驚いたのは，ブローカ失語という用語に表されているように，いわば失語の発祥の地であるフランスで神経心理に携わっている若い人達がPierre Marieのマリーの3枚の紙試験を知らない，そしてボストン流の失語学を語り，anarthrieという概念さえおぼつかないことであった。神経心理学は決してテストではない，まずは患者さんの生の臨床像から学ぶことに原点がある。つまり症候学がその基本であり，テストの粗点で表されるものではない。

4. FTDP-17

小阪 次は FTDP-17 です。詳しくは第 17 番染色体に連鎖する前頭側頭型認知症・パーキンソニズム frontotemporal dementia-parkinsonism linked to chromosome 17 です。これは従来いろいろな名前で呼ばれていた症例報告があり，何かわからない分類困難な症例という形で報告された認知症の症例が家族性優性遺伝形式をもつもので，遺伝子検索をしたら 1996 年に第 17 番染色体に連鎖する家族性の認知症が見つかり，この特徴が FTD とパーキンソニズムをとるということで FTDP-17 と名づけられた。

これは国際ワークショップで決められました。臨床像・病理像は多彩ですが，大まかにまとめると，初老期・老年期に発症し，主として優性遺伝形式をとります。臨床症状は，前頭側頭型認知症にみられる人格変化や言語の障害がみられ，認知症とパーキンソン症状が主体となります。症例により臨床経過は多彩です。神経病理学的には，前頭葉と側頭葉の萎縮がみられ，黒質の脱色をみることが多いです。それらの部位を中心に，神経細胞脱落とグリオーゼがあり，ballooned neuron が散在します。特徴的なのは，神経細胞やグリアに嗜銀性・タウ陽性封入体が広範にみられることです。また，タウ遺伝子の変異がみられます。

一般に，エクソン 10 やその splitesite に変異がある場合には，運動障害が主要または初発症状であることが多く，神経細胞とグリアの両方にタウ病変があります。エクソン 10 以外に変異がある場合には，前頭側頭型認知症の症状が前景となり，タウ病変は神経細胞に限られる傾向があります。後からタウの遺伝子の構造と変異の場所が出てきます。

4. FTDP-17　141

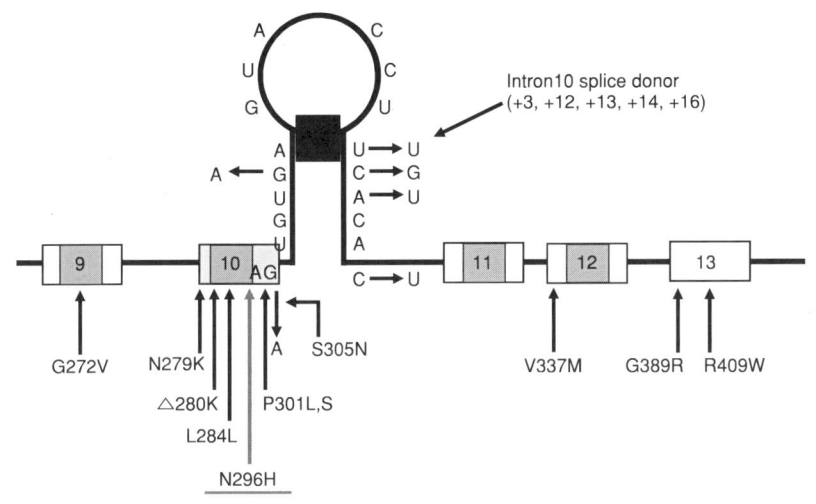

図2-28　FTDP-17のタウ遺伝子変異

A．タウ遺伝子の変異

　小阪　図 2-28 が FTDP-17 のタウの遺伝子の変異をまとめたものです．エクソン1からエクソン13まであって，エクソン9，10，11，12あたりに変異が多い．変異がある場所を矢印で示しました．多いのはエクソン10，あるいはその近くのループがあるところ．ここにだいたい集中しエクソン9とか11とか12とか13にも遺伝子変異があるものもあるということです．

　変異場所によって症状がいろいろ違うし，病理像も違うということで非常に複雑なのです．今から紹介する私たちの症例はエクソン10の，296番目にNからHへの変異があります．一般的に，エクソン10の近辺とその他のものとで，臨床像も病理像も違う．けれども，ある程度の傾向がある．例えば，エクソン10およびsplice siteに変異がある場合はパーキンソン症状を中心として運動障害が主症状だったり，初発症状だったりす

ることが多い。そして神経細胞とグリアの両方にタウの病変がある。ところが，エクソン10以外に変異がある場合には，むしろFTDの症状が前景にあることが多く，タウの沈着は主に神経細胞に出ている。こういう傾向はあるのですが，なかなかそう簡単にはいきません。これからご紹介する私たちの症例はエクソン10に変異があるのですが，先ほどの傾向に必ずしも合いません。

B．エクソン10変異の症例

　小阪　62歳の男性で，母方の祖母，祖父，それから母が認知症であったということで，明らかな家族歴があります。57歳頃から用途不明の借金をする，あるいは職場での金銭面のトラブルが増えるということがありまして，怒りっぽいことが目立ちます。一方，仕事への意欲は低下してきた。次第に性的逸脱行為が目立つ。あるいは決まった道を往復するという，先ほどの，周徊に近い常同行為が顕著となる。これはFTDの症状ですね。家族に敬語を使ったり，意味もなく笑うなどの行為もみられました。そういうことから，58歳のときに私たちの病院を受診して入院となりました。

　じっと座っておれずに，多動，周徊が目立ちます。トイレへの往復という常同行為が目立つ。トイレットペーパーを股の間に挟むという奇行がみられます。名前を聞くと「○○なのですよねえ」と，独特な語尾で応答して，ほかの質問にも同様に答えるような保続が認められます。

　また，質問をすると反響言語がみられ，あまり接触性はよくないですね。言語理解が不十分で，長谷川式の検査を行うことができない，乗ってこない。記銘記憶障害，時間・場所の失見当識はその当時には目立ったようです。でも，あまり質問に乗ってこない。神経学的には手指の振戦を認めますが，筋の固縮はあまりみられない。59歳のときに次第に発語が減少して，「ヒーヒー」「ウエーン」ということに限られてきます。強迫泣が

顕著となってきます。神経学的にはそのことと四肢の振戦，筋固縮，それから上方注視制限ですね，目を上に向けるという眼球の障害が出てきた。そして，吸飲反射，把握反射という原始反射といった前頭葉症状が出てきた。周徊は続いていましたが，右手の振りが小さくて右手でスプーンをもてなくなってきた。おしぼりをしゃぶるというような口唇傾向や過食が目立ってきた。

60歳時には発語がなくなって，四肢のいわゆるlead-pipe様の筋固縮が目立ってきた。それが進行して，歩行が難しくなってきた。61歳時には頸部固縮が目立つ。少しPSP(進行性核上性麻痺)のような症状があり，両足の腱反射が亢進して，右側，ついで左側のバビンスキー反射が陽性となります。錐体路徴候が出る。その後，四肢の拘縮が進行して，寝たきり状態となって，誤嚥を繰り返し，全身状態が悪化した。しかし，失外套症候群には至らないで，全経過5年で死亡した。FTDのような症状が出て，パーキンソン症状，それから錐体路徴候などが加わって亡くなったという症例です。しかも家族歴がある。FTDP-17を疑わせるような臨床像です。

図2-29 A〜Cの画像を見ると，前頭葉，それから側頭葉の萎縮が明らかにみられて，シルヴィウス裂の開大があり，側脳室も少し開いている。前のほうに強いですね。後ろはわりとよく保たれている。少し側脳室の下角の拡大も認められます。側頭葉の萎縮がわりと強い。

MRIでも同じ所見です。

もう少し経過を見たものです(図2-29 D)。関連病院に入院したときのものですが，もっと前頭葉・側頭葉の萎縮が進んで，少し左側に強くなって，側脳室にも非常に強い拡大がある。シルヴィウス裂の開大も目立つ。

剖検脳を見ると(図2-30)，側頭葉，それから前頭葉の萎縮がある。穹窿面に強い萎縮があって，後方は保たれている。

図2-30 Bは後ろから見ている像で左側です。前頭葉は穹窿面の萎縮が強くて，眼窩面の萎縮はあまり強くはない。側頭葉にはかなり前のほうに強い萎縮があって，側脳室の前角は開いていますが，尾状核にはそれほど

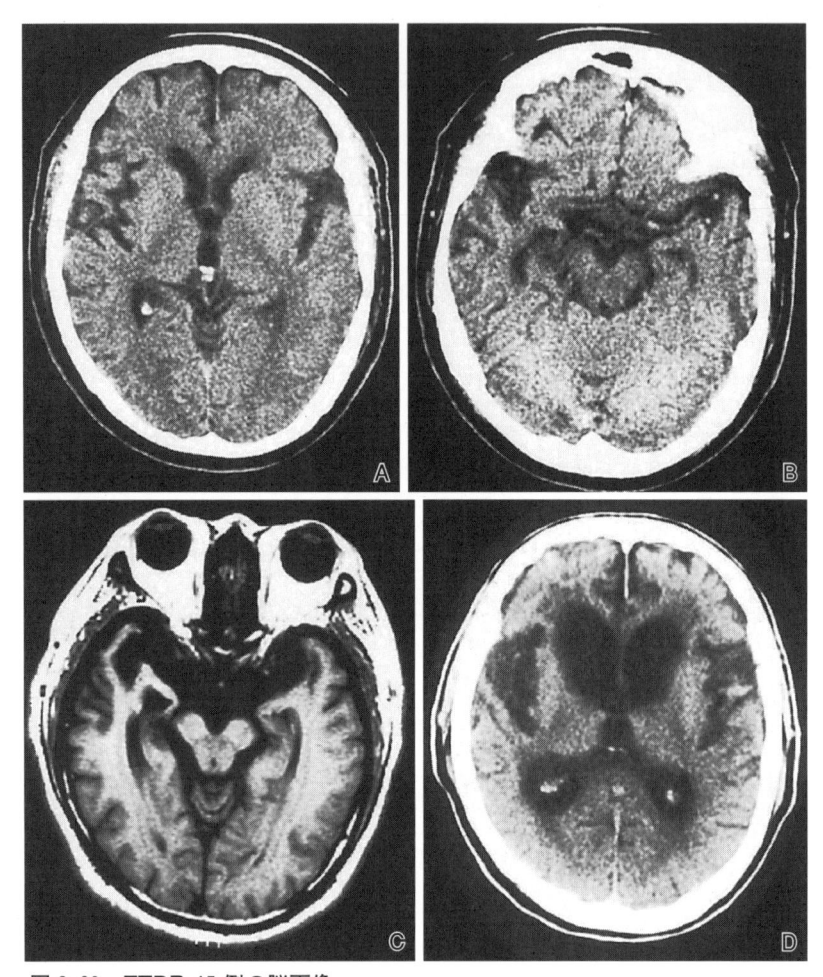

図 2-29 FTDP-17 例の脳画像
A：CT像　B：CT像　C：MRI T_1 強調像　D：A, B, C より 3 年後の CT 像

強い萎縮はない。もう少し後ろのレベルのクリューバー・バレラ染色標本です(**図 2-31 A**)。海馬にも萎縮がある。側頭葉の底面により強いけれども，ピック病ほどの強い萎縮ではない。大脳白質も若干髄鞘の脱落がある。脊髄では多少左右差がありますが，錐体路の変性が両側にあります(**図 2-**

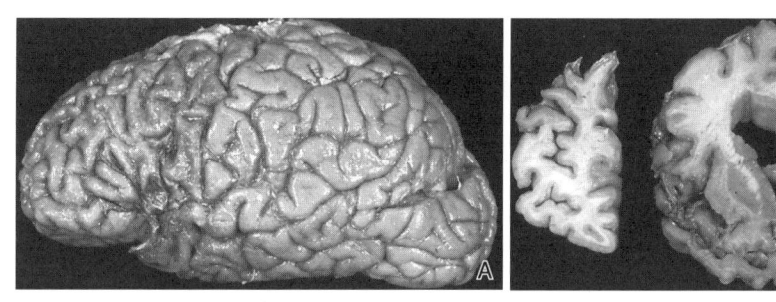

図 2-30　FTDP-17 の脳肉眼所見
A：左側面像　B：割面像

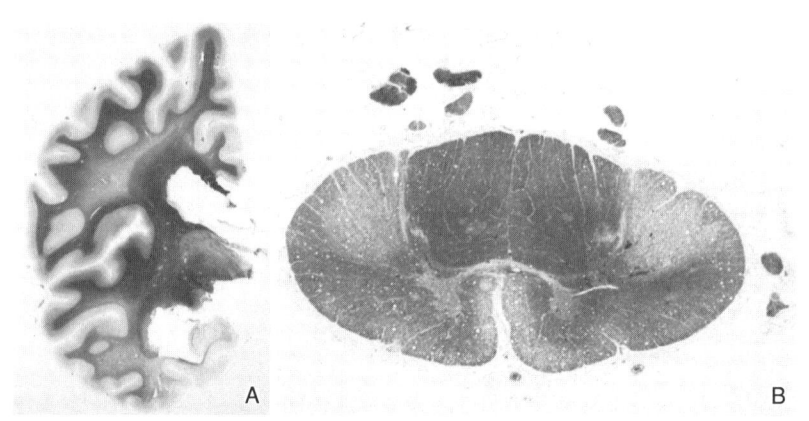

図 2-31　FTDP-17 例のクリューバー・バレラ像
A：大脳　B：脊髄

31 B）。これは FTD で tauopathy の病理所見を示しますが，ピック小体みたいなものはありません。神経細胞にも若干タウの沈着があります。

FTDP-17 の tauopathy の病理所見

　この症例の特徴はアストロサイトにタウ陽性の封入体がたくさんあることです（図 2-32）。そして，エクソン 10 の部分に変異が確認され，診断が確定されました。この部分の変異があるものはそれほど多くはありません。

　タウには 3 リピートタウと 4 リピートタウがあって，あるアミノ酸の配列が 3 つ繰り返している部分と 4 つ繰り返している部分があって，どちら

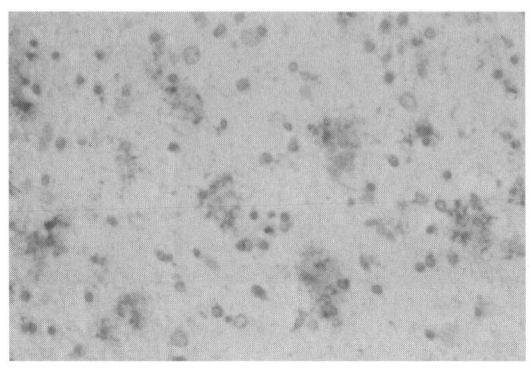

図 2-32　タウ陽性アストロサイト

が主かということによって病気が違うのです。ピック小体は 3 リピートタウからなります。

　これからお話しする CBD とか PSP や、grain dementia の場合には 4 リピートタウ。アルツハイマー病などは 3 リピートタウと 4 リピートタウの両方もっています。先ほど私が説明した DNTC とか LNTD の神経原線維変化は、アルツハイマー病と同じ性質をもっている。

　田邉　FTDP-17 ではどちらのタウ？

　小阪　いろいろです。4 リピートタウの場合もあったり、3 リピートタウもある。ピック小体様の封入体が出るものがあって、それは 3 リピートタウ。グリアなどにあるものは 4 リピートタウなどいろいろです。

　田邉　これは臨床症状もさまざまらしい。

　小阪　さまざまですね。

　田邉　Hatton が最初に報告した。あのときの症例を一番出したのが Manchester グループで、David に聞くと、パーキンソン症状はほとんど末期にならないと出ないものもあるので臨床では必ずしもこうだということはいえないようです。

　小阪　そうですね。本当に臨床像も病理像もかなり多彩だろうと思います。

　──　tauopathy の 3 リピートというものは昔の triplet リピートのこ

とでしょうか。

　小阪　それとは違うのです。タウの中にアミノ酸の配列が3つ繰り返されてくるものと4つ繰り返されてくるもので，triplet リピートとは全く違います。この3リピートタウと4リピートタウということがわかったのは比較的最近です。2000年ぐらいからで，このごろはそれぞれの免疫染色ができるようになって，われわれはそれをやって確認しています。

田邉教授の世界漫遊記・5

5th international conference on frontotemporal dementias

　昨今65歳未満発症の若年性認知症の問題が注目されているが，若年性認知症をきたす脳変性疾患でアルツハイマー病についで多いのが，本学会のメインテーマの広義のピック病である。

　本会はLund大学老年精神医学Lars　Gustafson先生を中心とするLundのグループとManchester大学神経内科David Neary先生を中心

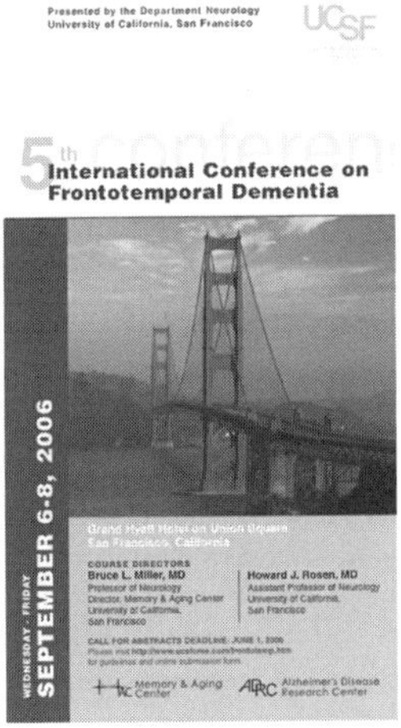

写真1　学会ポスター

（つづく）

とするManchesterのグループの主導で，前頭葉から側頭葉に変性の主座を有し認知症を呈する非アルツハイマー型変性性認知症への理解を深めるために企画された。第1回1986年，第2回1992年，第3回1998年，そして第4回2003年といずれもスウェーデンのLundでLars Gustafson教授の主催で行われた。Gustafson教授の定年退職に伴い，今回初めてLundを離れUCSFのBruce Miller教授の会長のもとサンフランシスコで9月6〜8日の3日間開催された（**写真1**）。

　筆者は第3回から呼んでいただいているが，今回は以前にもまして参加者が多く，世界各国からの各分野の専門家だけでなく，ケアスタッフ，家族会の方々を合わせ500人強が集い，口演とポスターの形で，病因，病理，臨床，ケア治療等々のさまざまな側面からの発表と活発な議論が交わされた。とりわけ今回は介護者を対象としたセミナーも組まれ，筆者とともに招待された池田学助教授（現熊本大学教授）は治療のセッションで薬物療法とともに大切なケアの方法について，ルーチン化療法をはじめ具体的な取り組みを示し注目を集めた。

　筆者は会長Miller教授の司会のもと行われた歴史的視点のセッションで，スウェーデンのArne Brun，イギリスのJohn Hodges，カナダのAndrew Kertesz，アメリカのMarsel Mesulam教授連と共に講演を行い，私の題は"The uniqueness of Gogi aphasia due to temporal lobar atrophy"であった。

　表彰予定であったDavid Neary教授は残念ながら欠席であった。前もって知らせられていなかったので驚いたが，この領域に貢献したひとりとしてセッション後に表彰され（**写真2**），記念のメダル（**写真3**）をいただいた。ちなみにこのメダルにはソクラテスの言葉"Wisdom begins in wonder"が添えられている。このハプニングは光栄であったが，今回の会でいくつか気になった点について言及し筆を置きたい。

　1）患者を症候学的に診るよりも，テスト重視あるいはテスト依存の傾向がはなはだしい。例えば，左側頭葉に顕著な萎縮を有し語健忘は明らかであるが了解障害が目立たなかった貴重な剖検例を報告したアメリカの学者と話をすると，もっと詳細なテストをすれば了解障害が明らかになったと思うとの由である。語義失語像を呈する意味性認知症例は診察時の対話で，例えば「ききて（利き手）って何ですか」というふうに，その印象的な語義理解の

障害が露呈する。彼らの症例の失語像は健忘失語であり，超皮質性感覚失語の特殊型である語義失語では決してない。筆者らは今回ポスターセッションで側頭葉に顕著な萎縮がありながら語義の障害が明らかでなかった症例を剖検例をまじえて報告した。

2) 上述のように側頭葉に萎縮があれば語義が必ず障害されるわけではない。アメリカをはじめ多くの研究者が萎縮部位イコール(=)臨床症状と考えていて，volumetric study で臨床がすべて解ける，という困った考えをもっている。例えば失語では有名な学者が「前頭葉優位型ピック病でも語義失語あるいは semantic dementia 像を呈する」と発表していたが，前頭葉優位型ピック病で側頭葉の萎縮が著明になっても，決してきれいな語義失語像は生じない。健忘失語や軽い超皮質性感覚失語像を呈することはあるが。こういう誤解の背景には，脳変性疾患例の場合横断的にしか患者を診ていない，あるいは脳血管障害による失語の経験が乏しい，といったことがあるのかもしれない。

3) 最初の言及と関係するが，もっと困った根本的な問題は，認知症の患者さんを診ようともせず，コメディカルのスタッフに長谷川式や MMSE，あるいはもう少し複雑なバッテリーで評価させ，それをエビデンスと称して，数字がひとり歩きする事態である。

なお次回は 2008 年オランダで John C. van Swieten 博士が主催される予定である。

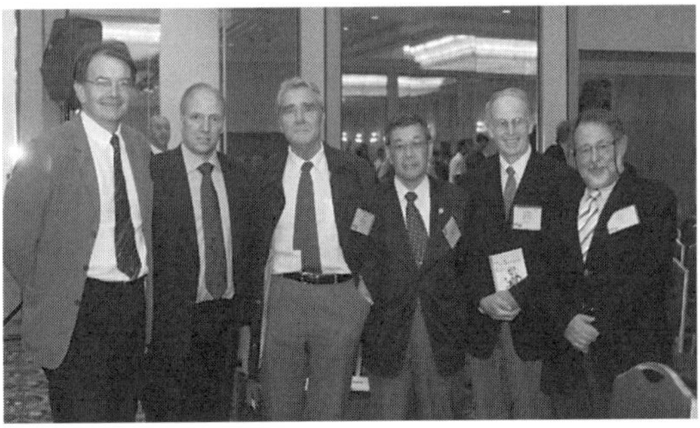

写真 2　表彰者(右から 3 番目が筆者) 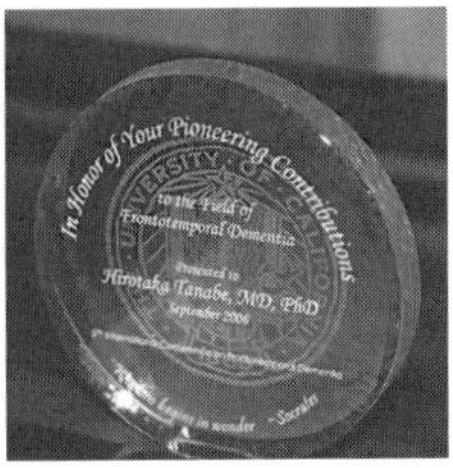　　写真 3　記念メダル

5. グリアタングル型認知症

A. CBD と PSP

　小阪　次はグリアタングルが病理学的に中心になっている病気で，ひとつは皮質基底核変性症(CBD)，もうひとつが進行性核上性麻痺(PSP)です。
　田邉　これは4リピートのタウですか。
　小阪　これはそうですね。4リピートタウです。従来はこれらにタウの異常があるなどということはまったく考えられなかった。特に皮質基底核変性症(CBD)というのは，最初1960年代に Rebeiz らが初めて報告したもので，corticodentatonigral degeneration と呼ばれていたものが1989年に Gibb が corticobasal degeneration という名前をつけて注目されるようになった。Rebeiz が報告したころはまだ注目されていなかった。しかし，corticobasal degeneration は最近非常に注目されてきています。

B. 皮質基底核変性症の症例

　小阪　症例は67歳の女性で，右ききです。これは私が見ていた患者で，当時は非定型ピック病と臨床診断をしたものです。57歳の発症で，約10年の経過ですね。ぼおっとすることが多いということから始まる。58歳のときに話の理解が悪い。言葉の理解です。言葉が不明瞭。60歳，61歳

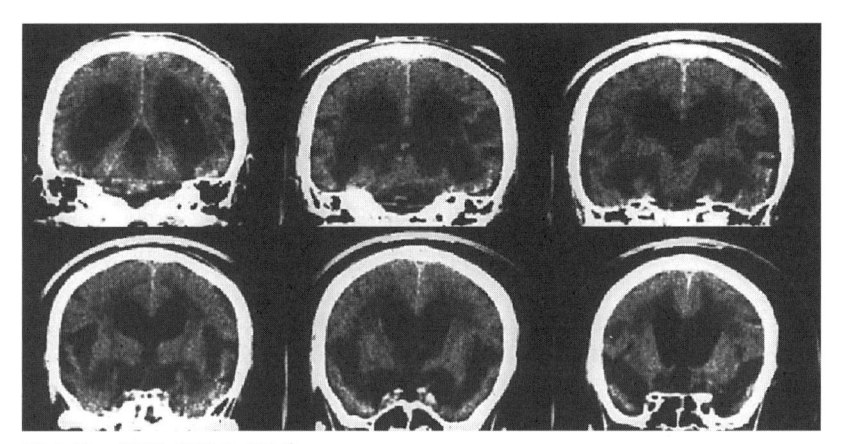

図 2-33 CBD 症例の CT 像

になると言語障害が悪化し，62歳には単語がわからない，字が書けないという症状が加わってきます。言語面，言葉の障害，特に理解の障害が目立った。63歳ごろから脱抑制のような症状，少しピック病的な症状が加わった。

　64歳のときに家事，買い物はできるが，勘定がうまくできないということで，M病院に入院。入院時，発語がもうすでに減っていて，言語理解が不能で，発語もだめだし言語理解もだめという全失語みたいな状態で，言葉が通じない。認知症が目立つし，筋固縮，小歩症，小刻み歩行，それから項部のジストニーがすでに目立った状態です。入院後，徘徊，脱抑制行為が目立ち，肺炎を起こして寝たきりになって，最後は失外套症候群になって，10年の経過で亡くなったということで，こういう言語面の障害，脱抑制行為，接触の悪さがあり，一応非定型ピック病と考えられた症例です。

　M病院にCTが導入されたときの悪い像(図 2-33)なのでわかりにくいと思います。しかも，項部のジストニーのために顔を上に向けた格好でずっといたから前額断みたいな像で，MRIのような感じで撮れている。

　ジストニーが強いから，ちょうどPSPのような像が目立つ。眼球運動

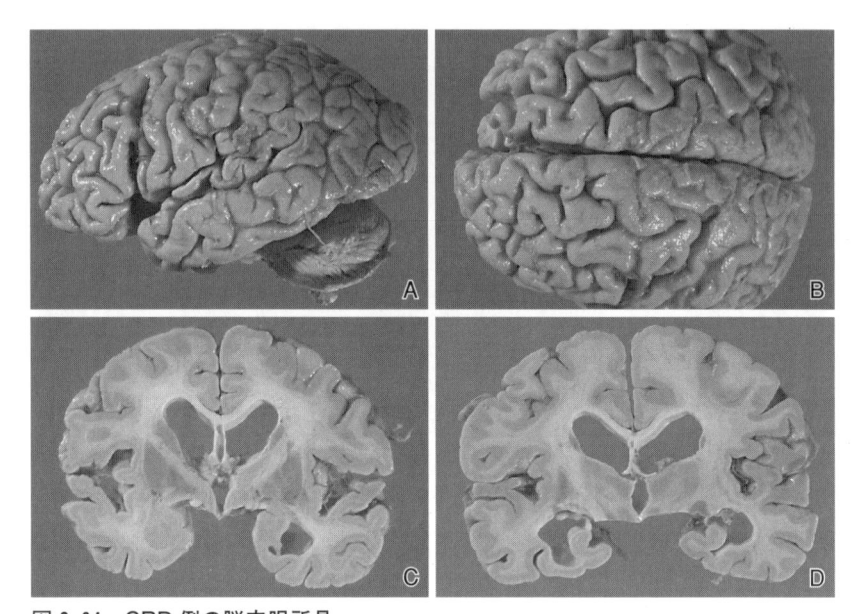

図 2-34 CBD 例の脳肉眼所見
A：左側面像　B：上から見た像　C：割面　D：割面

の障害や，PSP みたいな症状が最後に加わってきたものだから，それで一応「非定型」というのをつけたのですが，ごらんのように(図 2-34)，やはり側頭葉の萎縮はかなり目立ち，前頭葉の萎縮と側脳室も全体にびまん性に広がっている。

　田邉　しかし，頭頂・後頭葉はわりあい保たれていますね。シルヴィウス裂はかなり開く。上側頭回もやせている。

　小阪　やせていますよね，明らかにね。

　田邉　普通のピック病とはやはり違う。

　小阪　側頭葉と前頭葉の強い萎縮で，臨床像から見るとピック病に近いかなというそういう感じの像ですね。ただし，ピック病に比べると強い限局性萎縮というほどではないですよね。萎縮はありますが葉性の knife ridge 状の強い萎縮というほどではない。

　田邉　上側頭回はわりあいと後ろまでやせている。

小阪　それが特徴なのです。上側頭回の後ろのほうまで萎縮が目立っています。

田邉　ブローカ野も？

小阪　ブローカ野も萎縮しています。

田邉　ブローカの44野も萎縮して，中心回領域は残っている。だから，全失語と書かれていたが，恐らくアナルトリーは起こっていない。寡黙になってしゃべらないということで，構音の障害というよりはおそらくtranscortical motor aphasia(超皮質性運動失語)的。

小阪　その可能性はあります。

田邉　ですから，ブローカ野はやせています。

小阪　これは明らかでしょう。一応非定型のピック病に近い状態。

田邉　ウェルニッケ野の後ろまでやせているから了解障害もけっこうあるのですね。

小阪　当然ある。これが特徴的なのですよ。普通ピック病ではやられませんからね。剖検で肉眼的に見たときはやはり非定型ピック病と診断した。

Tissot の Constantinidis

田邉　先ほどのCTできれいに出ていたけれども，運動野はそれほどやせていない。

小阪　それは全くやせていない。ここに強い萎縮がないので。そのころはCBDという概念がまだないころですね。

田邉　ConstantinidisやTissotが書いていたものはまさにこういうものを含んでいるわけですね。

小阪　含んでいる。Constantinidis。昔の考え方では，これはもうピック病以外の何物でもない。ところが実はこれはCBDです。変わったピック病だなとは思っていたので報告したほどの症例です。この程度の前頭葉の萎縮ですよね。

割面で見ると，前頭葉の穹窿部の萎縮はそれほど目立たない。側頭葉の

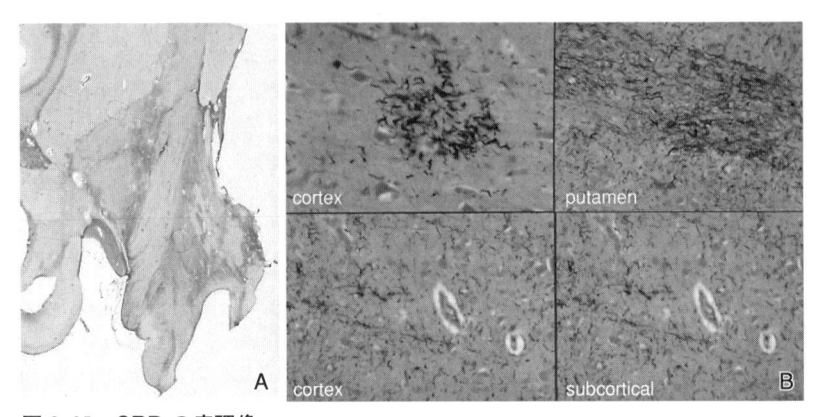

図 2-35　CBD の病理像
A：ホルツァー染色　B：多彩なグリアタングル(左上が astrocylic plaque)(ガリヤス染色)

萎縮も葉性萎縮というほどではない．側脳室には拡大がある．ごらんのように，側頭葉の底面は残っているのに，上側頭回が両側とも萎縮している．これがこの症例の特徴です．側脳室の下角も開いてきています．やはり海馬も若干萎縮し，側脳室の下角も開いていますけれども，といって，ピック病ほど強い側頭葉の底面の萎縮はない．しかし，上側頭回の萎縮が特に目立っている．

ホルツァー染色標本(図 2-35 A)で見ますと，淡蒼球，特に内包寄りのところに強いグリオーゼがあります．視床にも少しグリオーゼがあり，少し変わった像です．この症例はピック病ではなくて corticobasal degeneration(CBD)なのです．私が見た当時はピック小体のないピック病と考えるべきかなと思っていた症例ですが，後から見ると，大脳皮質の変化はそれほど強くない．ピック病ほど強い大脳皮質の萎縮がなく，神経細胞の脱落がそれほど強いというわけではないのです．

図 2-35 B がガリヤス染色ですが，後ほど明らかになったもので，このガリヤス染色標本が出るまではわからなかった像です．例えば，astrocytic plaque と呼ばれるもの(図 2-35 B)，老人斑みたいにみえますが，これはグリアのひとつのアストロサイトから出てくるものです．

それから，glial thread と呼ばれますが，アストロサイトではなく，オリゴデンドログリアの突起のなかに出てくる封入体があります。それから，coiled body というもので，オリゴデンドログリアのなかの小さい封入体です。こういうグリア系の異常は PSP でも共通する。ただ，astrocytic plaque というのは CBD に特徴的です。これがあるとまず CBD といってもいい。よく見ると，ここには出ていないけれども，神経細胞が膨れ上がった inflated neuron も少なくない。

　田邉　PSP との違いは，astrocytic plaque があるかないかということですか。

グリアタングルと肢節運動失行

　小阪　いわゆるグリアタングルを見るとね。astrocytic plaque があると CBD と一応診断される。従来はピック病，特に非定型ピック病のなかに含まれていたが，最近こういう特殊染色をすることによって，グリアタングルがみつかるようになり，CBD といった病名がつけられるようになり，これらのグリアタングルはタウ陽性で，4リピートタウからなるということがわかっています。ということで，CBD は最近注目されているのです。この CBD という病気は神経内科でみられることが多くて，そのときには大体失行症，特に肢節運動失行(limb-kinetic apraxia)が目立ちます。

　田邉　肢節運動失行でクラムジーが強い。

　小阪　特に手のね。

　田邉　がちがちになって。

　小阪　運動が非常にぎごちない。他人の手徴候(alien hand syndrome)とかね。そういう CBD の患者は神経内科に行く。精神科に来る CBD では，こういう FTD みたいな行動面の障害とか認知機能の障害とか言語機能の障害とか，そういうものが目立つ。CBD では左右差があることが少なくないけれども，病変の部位がかなり多彩なのです。その病変の部位によって臨床像が違ってくる。

田邉 萎縮の中心が連続ではなしに,「ポンポン」と飛んであると,池田研二先生がそれが特徴だといわれているけれども,先ほどの症例も一番強いのは上側頭回とブローカ野ですね。

小阪 そうですね。運動領域はわりと残っている。それから,大脳基底核には病変がある。CBD は多種多彩な臨床像を示しますので,一概にはいえない。PSP も 1960 年代に Steele, Richardson, Olszewski が PSP として報告してから有名になった。

C．PSP 症例

行動異常からの発病

小阪 次は PSP の症例です。67 歳の男性です。65 歳のときに近所の美容院にどなりこんでいった。わけのわからないことをいうということで発病した。これは PSP としては少し珍しい発病の仕方ですね。多くはパーキンソン病みたいな神経症状で始まるのですけれども。この症例では FTD のような像ですね。行動異常です。そのうち自転車で転倒することが多くなる。制止してもいうことを聞かない。忘れっぽいこともあり,認知症を疑われ関連病院を受診した。

bradyphrenia と bradikinesia の症状

小阪 入院時,表情が乏しく,動作が鈍く,人格水準の低下がみられた。会話は一応成立するけれども,応答するまでに時間がかかって,応答の初めにオウム返しに質問を繰り返すこともある。言語理解は悪くなくて,応答そのものは正しい。見当識とか一般常識は一応問題ない。記銘障害は軽い。思考過程の緩慢化。それから動作緩慢。常同的,強迫的な態度という皮質下性認知症を思わせるような bradyphrenia。bradykinesia もあり,ときに混迷様状態(これは PSP でときどきあるのですが)に陥った。

ときに暴力や徘徊がみられました。少しパーキンソニスムもあるので，レボドパを使いますけれども，効果がない。66歳のときには理解・判断力に障害が起こり，まとまらない。動きが少なくなって，筋固縮がはっきりする。振戦もある。小刻み歩行もあり，パーキンソン症状が目立ってきた。肺炎でまもなく寝たきりになるのですが，このころになると仮性球麻痺，それから項部ジストニーがみられ，だんだん顔が上向きになって，四肢の強直があって，上肢が屈曲して，下肢が伸展するという姿勢を示す。自発語が消失し，把握反射や吸いつき反射も出現し，亡くなったという経過です。この人はパーキンソン症状様のものから始まるのではないけれども…。

田邉 ときどきピック病ほどではないけれども，人格水準の低下のみられる症例があります。僕の症例ではステテコとシャツ姿で葬式へ行った。ただ，それほど "going my way" ではなく，人の話を聞かないとかいうものでもないけれども，少し逸脱行為があって。

小阪 図 **2-36** の症例もそうです。この人の脳はわりあいしっかりしていますよね。

田邉 そうですね。

小阪 少し側脳室の拡大がありますが，わりあいとしっかりしている。しかし，よく見ると，大脳の白質は少し萎縮している。これは見逃されてしまうのです。そこには軽い髄鞘の脱落があって，やはりグリオーゼがあるのですね。前頭葉にもあります。もちろんPSPですから，淡蒼球とかにもグリオーゼがあるのです。

図 **2-37 A** は視床レベルのホルツァー染色標本ですが，ルイ体（視床下核）に明らかなグリオーゼがある。淡蒼球にもグリオーゼがありますね。大脳の白質にもグリオーゼがあるけれども，これが意外と注目されなかったのです。

田邉 それで前頭葉の萎縮というか，皮質がやられた前頭葉症状ではないけれども，皮質下ですね。

小阪 皮質下性認知症で前頭葉の症状。

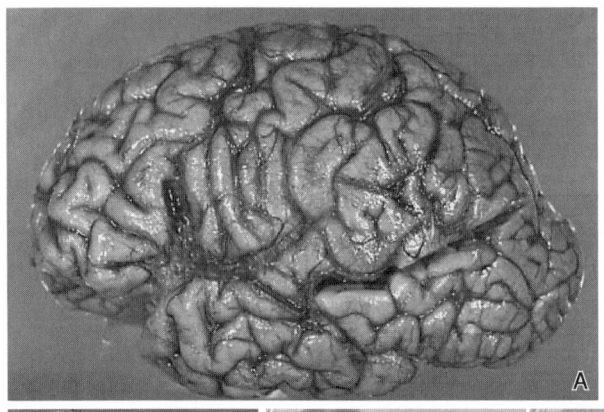

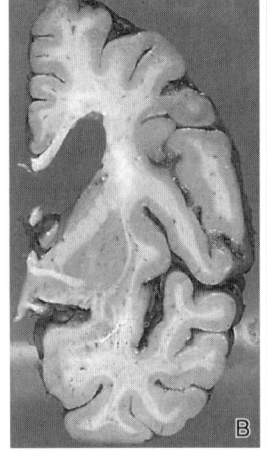

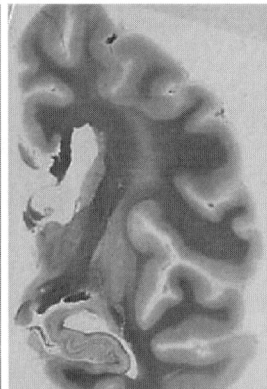

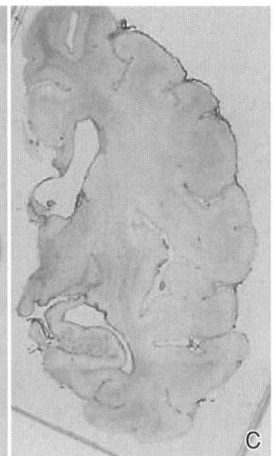

図 2-36 PSP の脳
A：側面像
B：割面像
C：クリューバー・バレラ染色(左)とホルツァー染色(右)

　ここでもやはりグリアタングルです(**図 2-37 B**)。glial thread, それから coiled body, これらは CBD と一緒です。PSP の特徴は tuft‐shaped astrocyte(**図 2-37 B の上段**)の出現です。先ほどの CBD では astrocytic plaque が特徴的ですが, PSP では tuft-shaped astrocyte が出てくることが特徴で, 両者は一応区別される。PSP はもともと神経原線維変化が

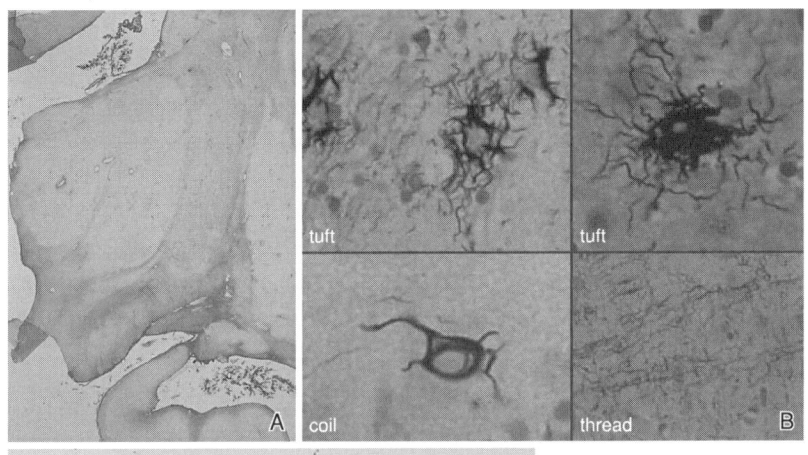

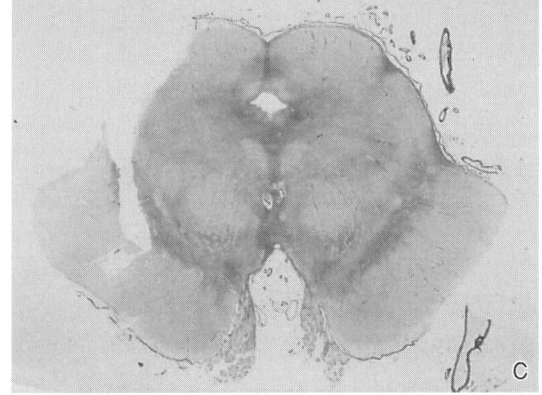

図 2-37 PSP 脳
A：ホルツァー染色
B：ガリヤス染色
C：中脳のホルツァー染色

基底核などに出ているということで注目されました。中脳黒質でも…。

グルモース変性とグリアタングルの出現

　田邉　coiled body とは違うのですか。

　小阪　それはグリアタングルですね。グリアではなく，神経細胞のなかに神経原線維変化が出る。しかし，それは大脳皮質ではなくて大脳基底核にみられる。これは神経原線維変化でも globoid type といって，大脳皮質のものとは形が違うのです。PSP では淡蒼球や，ルイ体，黒質，中脳

水道周囲や網様体などが障害される。

　これはやはりPSP例の病変ですが，ごらんのように，淡蒼球，それからルイ体(図2-37A)，黒質，四丘体(図2-37C)などもそうですね。それから，橋の被蓋部が非常に薄くなっている。網様体はそのなかにある。橋の橋核にも神経原線維変化が出る。視床核にも神経原線維変化が出たり，グルモース変性という特有な変化が小脳歯状核に出る。ということで，広範な分布です。大脳にも病変がある。特にグリアタングルは広範に，しかし前頭葉を中心にたくさん出てくる。もともとPSPというのは皮質下性認知症の代表的な病気で，皮質下の諸核の病変があり，そのために認知症が起こると考えられた。最近は先ほどいった，前頭葉を中心とした髄鞘の脱落，グリオーゼがあり，しかもこういうところにグリアタングルがたくさん出てくるので，以前の考え方とは変わってきています。

　田邊　白質のところですね。

　小阪　そうです。皮質にも出ます。グリアタングルは。

　田邊　けれども，ピック病みたいな前頭葉の症状とやはり違うのですか。

　小阪　違う。これはああいう明らかな皮質の病変による臨床像はあまりないですね。PSPとCBDは類縁で，今見たように，侵される場所が似ています。皮質の病変はCBDの方が強い。脳幹の病変はPSPの方が強いということはあるが，オーバーラップがあり，臨床的にもどちらかわからないし，病理学的にもどちらかわからない症例も出ているので，CBDとPSPは本当に別の病気かということも議論のひとつになっています。

　田邊　一時期アルミニウムとアルツハイマー病の関係が注目されました。実験動物で出てきた神経原線維変化のように見えるものは脳幹かどこかに出てくるのですか。

　小阪　そうですね。脳幹などに出る。

　田邊　そういうものと，このタングルは全然違うのですか。

　小阪　全然違う。これはタウですが。あれはタウではないですよ。こちらは明らかにタウの異常で，4リピートタウですから，明らかに違います

ね。だから，PSPもCBDも少し昔と視点が変わってきて，グリアタングルというものがずいぶん強調されてきた。

グリアとニューロンの関係

―― 認知症の病態生理の点からグリアとニューロン（神経細胞）の関係についてお聞きしたいのですが，今はどのように考えられていますか。

小阪 従来変性というと神経細胞の変性だったわけです。それが強調されていて，グリアの変化は神経細胞に付随する変化というふうに考えられていたのですが…。グリアは神経細胞を支えたり物質を運搬したり，そういうものだと考えられていたけれど，オリゴデンドログリアとかアストロサイトというのがもっと違った意味があるのだろうと。こういう封入体もできるので，ニューロンがやられる前にグリアの障害が起こってもいいではないかと。これはまさにグリアタングル中心の病気だというぐらいにグリアタングルは目立つ。神経細胞の脱落というものももちろんあるけれども，グリアタングルというものも非常に意味があって，そういうものが臨床像に反映するだろうというふうに考えられる。

―― そういうことはここ10年ぐらいですか。

小阪 最近ですね。10年もいかないかな。1990年の後半からですね。

田邉 その臨床症状にも絡むだろうという。

小阪 絡む。これだけ病変がありますからね。すごいですよ。出るところではびっしりと出ていますから，これは臨床像に絡まないはずはないということで，変性の概念が変わってきた。

田邉 けれども，やはりPSPなどの人格水準の低下と，本来皮質がやられるFTDなどのものとは違いますね。

小阪 明らかに違うね。神経細胞が変性，脱落したときに起こってくる認知症とグリアの変性によるものとは当然違うでしょうね。基本は神経細胞ですね。だけど，こういうグリアの変性が出てきて考え方が少し変わってきた。

―― グリアを最初に見つけたのはRamón y Cajalですね。どちらか

というと，あの仕事はもちろんすごく大切だけれども，神経細胞ばかりに焦点が当てられてきたというふうに考えられてきましたが，グリアとニューロンの関係はいかがでしょうか。

小阪 あくまでもグリアは神経細胞に次ぐものであり，あまりその意味づけはされなかった。神経細胞がやられ，アストロサイトが線維を出して修復するという考えですね。しかしやはりアストロサイトは神経細胞の物質代謝に関係しているから，これが先にやられれば神経細胞にも問題が起こるということも当然あるといわれています。

―― ひいては，治療とか戦略においても当然かかわってくるのでしょうか。

小阪 という状況に変わってきています。われわれも PSP というとむしろ大脳基底核以下の病気という形で，皮質下性認知症の典型というふうに考えていた。しかし，大脳皮質，白質の病変もあるということで…。CBD が出てきて，両者のオーバーラップが出てきて，よけい複雑になった。ということで，認知症は奥が深いですね。こういうものを背景にしてこれから臨床的に認知症の鑑別をいかにしていくかということが非常に大事になる。剖検をしないと最終的にはわからないということで，臨床と病理の組み合わせがいかに大事かということですね。以上，非アルツハイマー型変性認知症のいくつかの例を紹介しました。

田邉教授の世界漫遊記・6

Arnold Pick

1851 年 7 月 20 日，当時オーストリア領であった現在のチェコのモラヴィアに生まれ，1886 年から 1921 年の退官までプラハのドイツ大学精神神経科の初代教授を務め，1924 年 4 月 4 日プラハで亡くなっている。

ほぼ 1 世紀前，当時脳病理学（Gehirnpathologie，今でいう神経心理学）の大御所であったウェルニッケ失語で有名な Wernicke（1848-1905）は，「老人性脳萎縮は常にびまん性で，したがって巣症状は生じない」と主張した。この見解を真っ向から批判し，逆に「痴呆像をどこまで巣症状として理解しうるか」，という命題を投げかけた人物がいる。それがアルツハイ

マー病と並ぶ2大変性性痴呆疾患として有名なピック病のArnold Pickその人である。

　彼は1892年から1906年にかけて前頭側頭葉に限局性脳萎縮がみられる7症例を報告し、萎縮部位と失語症状の関係にとりわけ関心を寄せた。なかでも2例目はきれいな語義失語像を呈し、後述のsemantic dementiaに相当する。7例目は頭頂葉にも萎縮があり失行症状の記載もあるが、かなり進行した例で了解障害も著しく、行為の障害の分析は容易でない。これらの症例が1926年のOnari & Spatzによるピック病提唱の基になっている。彼の神経心理学領域への貢献は極めて大きく、身体図式障害、失文法、重複記憶錯誤等々、枚挙にいとまがない

　狭義のピック病として現在ピック球あるいはピック小体の存在を重視したPick body diseaseという概念があるが、ピック病としてOnariとSpatzにより報告された5例中ピック小体を有していたのはわずか2例であった。広義のPick病は、Pick bodyの有無には関わらない限局性大脳皮質萎縮症を指し、近年登場した前頭側頭葉変性症(frontotemporal lobar degeneration；FTLD)という概念はほぼこれに対応する。前頭側頭葉変性症は神経行動学的に、前頭側頭型認知症frontotemporal dementia；FTD, 意味性認知症semantic dementia；SD, 進行性非流暢性失語progressive non-fluent aphasia；PAに分けられ、早期からみられる中核症状はそれぞれ、「わが道を行く」行動、意味記憶障害、非流暢性失語である。萎縮中心は、それぞれ前頭葉、側頭葉、左中心回ないしシルヴィウス裂後枝周囲領域にある。進行性非流暢性失語と診断される一群はほかの2つの病態と違い認知症という用語が付加されてないように、進行期まで認知症の症状は目立たず従来のピック病には相当しない。従来の前頭葉優位型ピック病が前頭側頭型認知症に、側頭葉優位型ピック病がほぼ意味性認知症に相当する。なお現在広義のピック病のなかから、病理学的に大脳皮質基底核変性症が抽出されている。

6. ハンチントン病，視床変性症例など

小阪　次に非アルツハイマー型変性認知症のなかの皮質下諸核に病変の主座を有する変性症に入りますが，ここにはハンチントン病とか dentatorubral-pallidoluysian atrophy (DRPLA) 歯状核赤核淡蒼球ルイ体萎縮症や視床変性症という病気が入ります。ここではハンチントン病と視床変性症について症例を提示します。

A. ハンチントン病

小阪　ハンチントン病の歴史は 1872 年までさかのぼるのです。アメリカの George Huntington が記載したのが最初です。これは大家系，もともとはイギリスのロングアイランドの家系で，そこにすべてさかのぼることができるということで，遺伝性の疾患として有名です。最近は第 4 番目の染色体に原因遺伝子があることがわかって，ハンチンチンと呼ばれています。このなかの CAG リピートが非常に延長し，遺伝子診断ができるようになっています。ハンチントン舞踏病と言われ，特有な舞踏様の不随意運動が出るのが特徴ですが，精神症状，特に人格の変化，それから認知症が必発します。

29 歳の女性

小阪　症例は 29 歳の女性です。お母さんが精神神経疾患ですが，詳しいことはわかっていません。ただ，明らかな遺伝歴があるわけではないのですが，若いのでおそらくもう少しすると家系に病気の人が出るという可

能性もある。高卒後職を転々としていましたが，23歳のときに路上に衰弱状態で倒れているのを発見され，入院した症例です。

入院時には神経学的に問題ありません。まだ舞踏様運動もないのですが，腹の力が自分の気持ちを変えてしまうとか，腹の力が自分にあいづちを打つという奇妙な精神症状があって，それはもう1年ぐらい前から続いているということを本人がいっていた。入院後無為，自閉的な傾向がわりと目立ちまして，3か月後に舌と上半身に不随意なチック，このときはチック様と書いていますが，不随意運動が出現しました。そして，だんだん構音障害とか歩行障害が出て，先ほどいったような特有な精神症状もずっと持続していて，いろいろ治療したけれどもよくならないという状況でした。

26歳のときに明らかな舞踏様運動が上半身に出現します。それと共に，人格変化がもっと目立ってきまして，不機嫌，自己中心的で，ときには暴言を吐いたり，衝動的な行為があらわれ，人格変化が目立ちました。そして，歩行が困難になって車いすを使用する。食事にも介助が必要になってきた。発語はだんだん減って，寝たきりになって，発語もあまりなく，認知症が目立ってきた。29歳のとき突然亡くなった。これは精神科病院での突然死なので行政解剖をしました。その脳を検索することができた症例です。精神症状，それから人格変化が目立ってきて，不随意運動が出てきて，最後のほうは，無為・無欲の状態で，認知症が出てくる。わりと典型的なハンチントン病の症例です。ハンチントン病は末期になると寝たきりになって，そのころになるともう舞踏運動はあまり目立たなくなる。

この人はCAGリピートが非常に延長していることで，確定診断がつけられました。

病理像

　小阪　MRI像です（図2-38 A）。亡くなる少し前のものですが，大脳にはあまり萎縮はないのですが，尾状核に明らかな萎縮があって，側脳室の前角は異常に拡大しているという特徴的な像を示します。

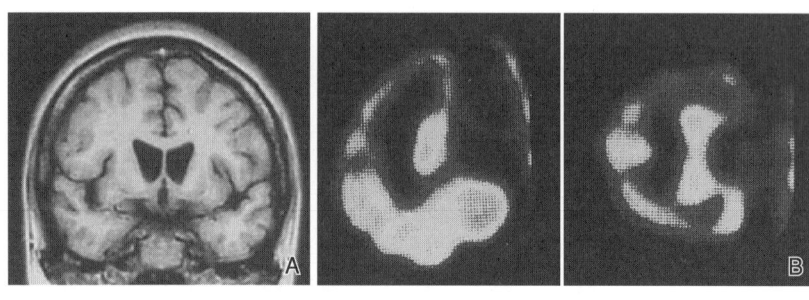

図 2-38　ハンチントン病の画像
A：MRI 像　B：SPECT 像

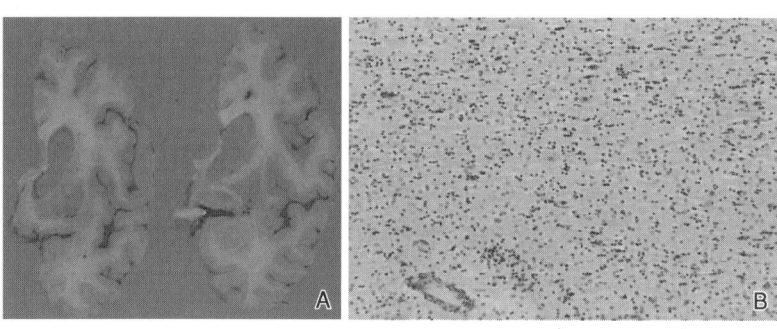

図 2-39　ハンチントン病の病理像
A：脳割面像　B：尾状核

　SPECT(図 2-38 B)では，前頭葉に強い血流の低下があります。
　剖検では(図 2-39 A)，大脳にはあまり変化がないようにみえますが，よく見ると，側頭葉に比べると前頭葉が小さいのがわかります。一見形も何ともないのですが，明らかに側頭葉に比べると前頭葉が小さい。こういうところが特徴です。尾状核は著しく扁平化，むしろ陥凹しています。典型的な肉眼像を示しています。
　尾状核を顕微鏡で見ますと(図 2-39 B)，大型の神経細胞と小型の神経細胞があるのですが，大型の細胞はわりと少ないのですが，この標本では大型の細胞が目立つように見えます。ということは，小型の神経細胞が減っている。そのかわり，神経細胞かグリアかわからないような細胞がたくさ

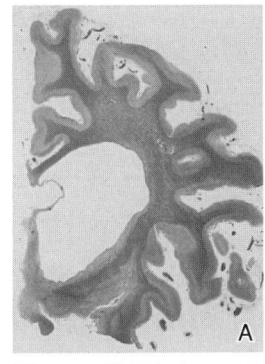

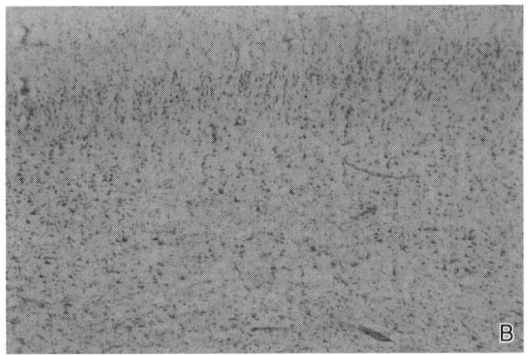

図 2-40　進行したハンチントン病例
A：HE 染色　B：大脳皮質（HE 染色）

んみられる。これで診断がつくのですが，症状が激しいわりには病理像はそれほど目立つわけではないですね。

典型的なハンチントン病

小阪　図 2-40 の症例は M 病院に長い間入院していた若い患者で，典型的なハンチントン病です。経過が 20 年ぐらいで，非常に長く，最後には全く寝たきりで，無言無動の状態になった症例です。これぐらいになると，尾状核が著しく萎縮し，側脳室の前角は非常に拡大していますが，尾状核，被殻だけではなくて大脳にも明らかな変化が出ています。明らかに萎縮が目立つ。先ほどの症例もそうですが，この症例ではもっとはっきりと萎縮があることがわかると思います。

皮質下性認知症

小阪　つまり，ハンチントン病というのはもともと皮質下性認知症を示すと考えられるのですね。1985 年かな，皮質下性認知症という概念が出てきたときに McHugh たちがハンチントン病の認知症は皮質下性認知症であるということを言いだした。その前に進行性核上性麻痺の認知症は皮質下性認知症の特徴を示すということで皮質下性認知症という用語はよく

知られるようになったのですが，進行すると脳を見てわかるように，皮質下性認知症ではなく皮質性認知症の状態を示してきます。このころはもう寝たきりでほとんど無言無動の状態なのですが，明らかに大脳の変化があります。

ハンチントン病の人格障害

小阪 図 2-40 B はこの症例の大脳皮質です。一見保たれています。一応6層構造が残っていて，保たれているように見えますが，皮質の幅が非常に狭くなっている。全体に神経細胞が落ちているのです，一見保たれているように見えますが，病変は強い奇妙な像を示します。

ハンチントン病の人格障害は昔から有名です。日本の最初の症例も刑務所で刑を受けているときにハンチントン症状が出てきたという症例で，人格障害が目立つということが一般的特徴です。自己中心的で，怒りっぽいという状態が目立ってくる。ときに暴力行為とか衝動行為が起こって，ときどき性的な抑制欠如が出て，昔から Choreopathie とか Choreophrenie という言葉を Kehrer とか Panse が使っていたようで，わりと特有な人格変化です。これはハンチントン病のまだアクティブな状況で舞踏運動も目立っているのですが，進行すると自発性低下，無為，無関心，無欲，感情鈍麻という，いわゆる前頭葉の穹隆面の症状が中心に出ます。

田邉 最後のころは，先生がいわれた前頭葉の症状が出てくるけれども，おそらくその前の Choreopathy とかそういう状態はやはりピック病の前頭葉優位型とは少し違うし，ハンチントン病では他者に対する，他者を意識するというかそういうものはあるから，衝動性とか易努性があっても少し違います。

小阪 ピック病とはかなり違いますね。もちろん，立ち去り行動みたいなものは全くないし，言語面の障害もないし。

田邉 一応他者を意識している。

小阪 コンタクトは一応そこなわれていない。

田邉 ピック病の人は意識してくれないから。

小阪 大抵だんだん不機嫌になっていくのですね。ハンチントン病の人は。

ハンチントン病の認知症は，1898年にHallockがdementia choreicaという名前をつけているぐらいで，重要な症状だということが指摘されています。先ほどもいいましたように，1975年にMcHughとFolsteinがこれをsubcortical dementia syndrome（皮質下性認知症候群）と名づけ，皮質下性認知症の特徴を示している。しかし進行すると必ず皮質性認知症の状態をきたすことは非常に重要なことなのですが，意外と知られていないのですね。ハンチントン病をずっと見ていると必ずこうなるのですが，意外と神経内科の先生方はここまで見ていないので知らない。みんな皮質下性認知症と思っているけれども，ずっと見ていると，最後はみんな皮質性認知症になります。

ハンチントン病は舞踏運動で有名で，ハンチントン舞踏病と言われていたけれども，人格変化とか認知症とかいろいろな精神症状が出るということで，このごろはハンチントン病という。ハンチントン舞踏病とはあまりいわないのです。これは非常に特有な病気で，遺伝性が非常に目立つけれども，日本には欧米ほど大家系はないですね。ハンチントン病は日本では比較的少ないといわれます。

―― アメリカのNancy Wechslerというクロイツフェルト・ヤコプ病の患者さんが調査に協力し，グゼラによる遺伝子の発見につながったわけですね。

小阪 欧米には大家系がけっこうあるのですね。

B．視床変性症

44歳の男性症例

　小阪　次は thalamus degeneration（視床変性症）で，これは珍しい．視床が両側対称性に特異的に変性している病気です．

　症例は私が名古屋にいるときに診た今でも忘れられない患者さんです．44歳の男性ですね．奥さんも子どももいる人なのですが，41歳のときにインポテンツ，それから夜尿で発症しています．物忘れが加わってきて，動作が非常に緩慢になった．42歳のときにある精神科病院を受診しまして，非器質性の精神障害という診断を受けています．そして，治療を受けたのですが，こういう症状がだんだん進行したということで，Ｎ大精神科へ紹介されて入院したという症例です．

　入院時にはすでに無欲状の顔貌，ぼさっとした顔ですね．コンタクトは非常にいいのです．こちらが話をすると応じようとするのだけれども，無欲でぼやっとした感じで，これが非常に目立ちました．明らかな記憶障害があって反応も遅い．放っておくと，「うとうと」してしまうという状態が目立ちました．hypersomnia といいますか．そのころは神経症状や大脳巣症状はみられず，分類困難な初老期認知症と診断して経過を見ていました．

傾眠傾向

　小阪　それ以後だんだん認知症が進行し，傾眠が目立ち，とにかくうとうとしている．場合によっては問診中にうとうとし始めるというぐらい傾眠状態が目立つ．尿失禁も目立っている．病棟でよく看護師さんに「小阪先生は変な患者さんばかり連れてくる」と小言をいわれたのを思い出します．田邉先生と一緒で(笑)．こういう状態なので，大学病院ではという

ことで，43歳のときに私がずっと長い間非常勤で行っていたM病院に転院します。この名古屋の病院では前から剖検をしていて，私のレビー小体型認知症の最初の2症例，それから先ほどの石灰沈着を伴うびまん性神経原線維変化病の最初の症例もここの病院で見つけました。

さて，転院時には自発性が欠如して無為がとにかく目立ちます。そして，意識レベルの低下があると思われるぐらいうとうとしてしまうことが目立ちます。その後，失調性歩行が加わり，寝たきりになりまして，5か月後には手指の振戦，四肢の筋固縮というパーキンソン症状が出てきました。発熱はないのに発汗が目立つという状態がずっと続いて，akinetic mutism（無動無言）となり，全身衰弱が進行して44歳で亡くなる。2年8か月という非常に早い経過で亡くなってしまったということで，最後まで診断がつきませんでした。

田邉 これは遺伝性はないのですか。
小阪 全くありません。これは遺伝性の病気ではないですね。

病理

小阪 クリューバー・バレラ染色で見た両側の視床(**図2-41 A**)ですけれども，わかりにくいかもしれません。もちろん顕微鏡で見るともう少し広くあるのですが，背内側核から背外側核に非常に強い萎縮があって，前角のほうにも強い変化があります。

ホルツァー染色(**図2-41 B**)で見ますと，グリオーゼはあるのですが，ものすごく強いグリオーゼというわけではない。あることはあるのだけれども，それほど強いものではありません。

顕微鏡で見ますと，神経細胞が明らかに減って，グリアがたくさんふえている(**図2-41 C**)。視床変性症というのは報告が少ないのです。視床では比較的新しい背内側部を中心としてやられますね。これは前頭葉に投射していますが，そこが強くやられる。視床以外に，被殻とか淡蒼球，ルイ体，歯状核とか網様体(reticular formation)に変性があり，いわゆる多系統変性症という方がいいのですが，特に視床の変性が非常に目立つので視

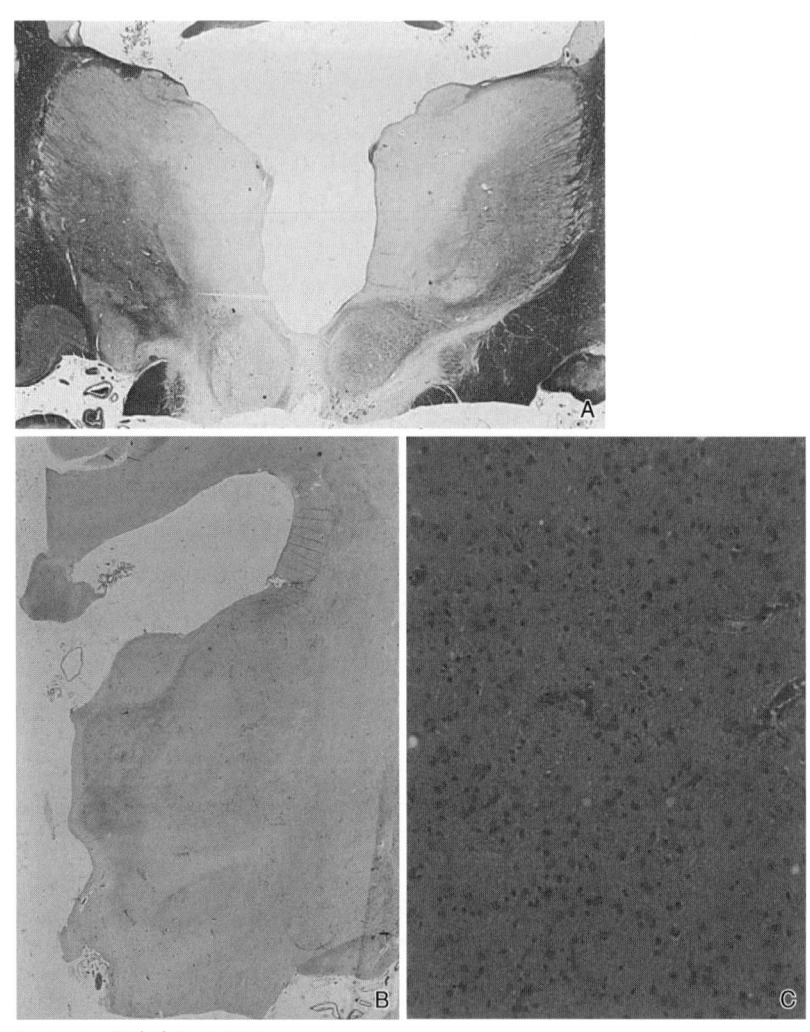

図 2-41 視床変性症の脳
A：クリューバー・バレラ染色　B：ホルツァー染色
C：視床の背内側核(HE 染色)

床変性症として知られています。非常にまれで，最近こういう報告があまりないですね。この症例では確認していませんけれども，経過の早い症例はいわゆるクロイツフェルト・ヤコブ病の一亜型ではないかといわれたこ

ともあります．ところが，古い症例なので，そこまできちっと明らかにした報告はない．もちろん普通でいうクロイツフェルト・ヤコブ病とは全く違った病相を示しています．プリオン染色などをやって調べてみないといけないのだろうと思いますが．大脳皮質にはごく軽い変化しかありませんので，認知症の主体はこの視床内側核とそれから網様体の病変が関係していると思われます．恐らく傾眠は網様体病変が大きな影響を与えているのではないか．

最後に神経症状が出ますが，それは錐体外路系の病変と関連づけられると思います．私も視床変性症はこの1例しか経験したことがないので，非常にまれな症例ですが，非常に印象的ですね．コンタクトはとれるけれども，とにかくぽさっとした感じで，いわゆるピック病の前頭葉型とはまた違う病相ですね．

田邉　これは外国とかもあるのですか．

小阪　外国にもある．

田邉　けっこう報告はありますか．

小阪　あるのです．SchulmannやGarciaなどいろいろな人が視床変性症を報告していて，日本でも小田雅也先生がわりとたくさん報告しています．報告はあることはあるのですが，最近あまりそういう報告はないのでどうなったのかなと思っています．それであまり話題にもならず，位置づけもはっきりしないままに経過しています．

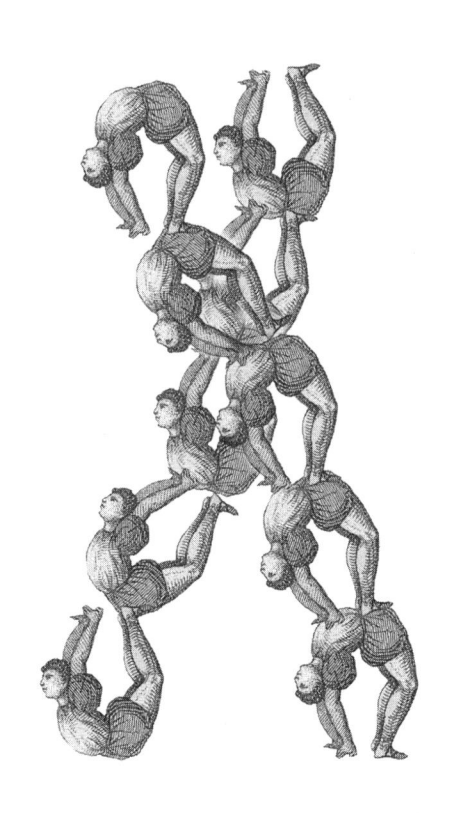

第 **3** 章
脳血管性認知症

小阪 最後に脳血管性認知症です。これは簡単に3例だけとりあげたいと思います。

脳血管性認知症を私は**表3-1**のように分けました。梗塞によって起こる梗塞性認知症，出血が中心になって起こる出血性認知症があり，さらにビンスワンガー脳症（ビンスワンガー型血管性認知症）があります。これは梗塞性認知症から分けて書いてありますが，梗塞性認知症に入れる人もあります。それからアミロイドアンギオパチーが目立ってくると，ときには出血を起こしたり，梗塞を起こして認知症が出てくるということもあります。それからCADASIL（カダシル）という特殊な血管性認知症がありますが，これは特殊ですので，今回は梗塞性認知症を2例とビンスワンガー脳症1例をご紹介します。

表 3-1 血管性認知症の分類

・梗塞性認知症
　　大梗塞性認知症
　　中梗塞性認知症
　　多発梗塞性認知症
・ビンスワンガー脳症
・出血性認知症
・アミロイドアンギオパチー性認知症
・その他の認知症
　　CADASIL など

1. 梗塞性認知症(1)

　小阪　78歳の女性です。これは典型的な梗塞性認知症で，大梗塞性認知症です。60歳代から高血圧，心筋障害があって，治療を受けていました。ときに頭痛も訴えてはいましたが，あまり問題なく，特に日常生活にも支障なくて，息子夫婦と普通に生活していた。このお嫁さんが献身的にケアをしました。77歳の冬の朝，突然意識障害，いわゆる脳卒中発作が起こり，救急車である病院に運ばれ，そこで脳梗塞と診断されます。数日間意識障害が持続しその後覚醒したところ，右半身麻痺と失語がみられました。言語理解もだめだし，発語も悪いという状況で，全失語に近い状態です。リハビリを試みたのですが，本人の意欲もなく，認知症状態だということでM病院に転院しました。

　転院時には右の完全麻痺で，全く右の上下肢を動かせない。言語機能はほとんど障害されていて全失語の状態です。ほとんど無言状態で，家族もわからない状態ということでずっと経過しました。嚥下も悪く，経管栄養をせざるをえなくて気管支肺炎を繰り返して78歳で亡くなった，1年ぐらいの経過で亡くなったという典型的な脳卒中後の認知症状態です。

　CTで見ると(図3-1A)ごらんのように，左半球の前のほうと後ろのところに大きな梗塞が2つあり，ブローカ野とウェルニッケ野，中心前回も障害されている。側脳室の拡大も目立ちます。

　剖検で見ると(図3-1B)非常に大きな梗塞があり，1個ではなくて後ろにもあります。中大脳動脈領域が中心ですが，中大脳動脈領域全体が侵されたわけではなく，前頭葉の後方から，後方に行くと上側頭回も巻きこまれています。症状はこの梗塞で説明ができます。大梗塞が起こり，その結果片麻痺，全失語，それから認知症が起こった症例です。動脈硬化が非常に

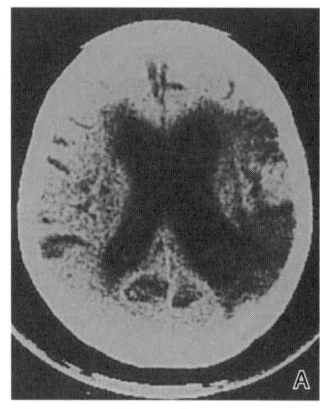

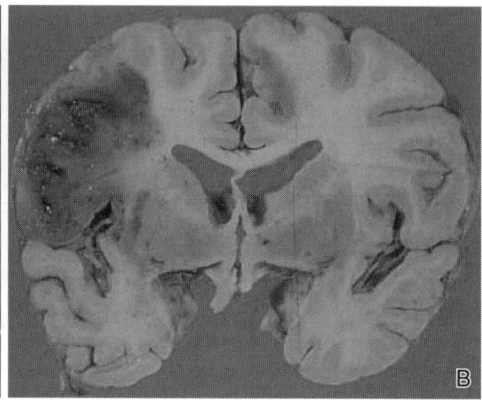

図 3-1 血管性認知症
A：CT像　B：同症例の脳割面像

目立っていました。
　最近はこういう派手な症例は少なくなり，特に精神科領域では少ない。これからお話しするような高齢者に多い多発梗塞性認知症が増えている。
　田邉　今の症例は中大脳動脈のかなりの領域の梗塞で全失語が生じ，家族もわからないという症状があるから認知症と呼んでいますが，僕の症例では，大きい梗塞を起こし，ほとんど全失語の状態ですが，リハビリで一応杖歩行になったケースがあった。そのケースはやはり今思っても認知症とは呼びたくない。なぜかというと，まだ50代ぐらいの女性で主婦で家事もがんばってやって，言葉は全くダメだけれども，ちゃんと一応身の回りのことや洗濯をこなしていた。失語があると認知症の判定は非常に難しいけれども，日常生活で見るしかないでしょう。
　小阪　この人はもう日常生活もできない状態で，何もできない。
　田邉　できない状態で，顔もわからない。
　小阪　こういう場合には，認知症の判定は非常に難しいですね。

2．梗塞性認知症(2)

　小阪　次は70歳の男性で，家族歴にも父方に糖尿病や高血圧などがあります。この人も40歳代から糖尿病，高血圧があり，タバコは吸うし酒も飲むという人ですね。リスクファクターがたくさんありました。60歳で定年になって，パチンコ，競馬が好きでよく出かけていたのですが，68歳と70歳のときに，軽いいわゆる脳貧血様の症状があったということですが，そのまま放置していたようです。一過性脳虚血発作(TIA)様のものでしょうか。

　そのころから些細なことで涙を流したり怒ったりするようになった。いわゆる情動失禁が出てきています。さらにまもなくして忘れっぽくなって，同じことを何回も繰り返す。奥さんが注意すると奥さんに怒ったり，ときには暴力を振るうということが起きた。他人には愛想がよくて，知人からは特に異常は気づかれない。ところが，家では，特に奥さんに対しては非常に悪いという状況で，介護が困難になった。71歳時に血圧の変動が非常に目立ち，夜眠れない，抑うつ，不機嫌という状態になって，意欲がなくなって，好きなパチンコや競馬にも行かなくなった。

　82歳のときに精神科を受診してうつ病といわれて，抗うつ薬も投与されていましたけれども，あまり変わりはない。そのうちに，夜に起きてきて誰かがいるといって大騒ぎをする夜間せん妄が出始め，われわれのところを受診した。

　受診時，血圧の薬を飲んでいるのに164/94で，血圧が少し高い。よく見ると軽い上肢の筋固縮がありますが，それ以外には明らかな神経系の徴候はありません。長谷川式の改訂版で22点ぐらい。一応医師に対しては接触性がよく一生懸命取り組むようなところがあるのですが，22点しか

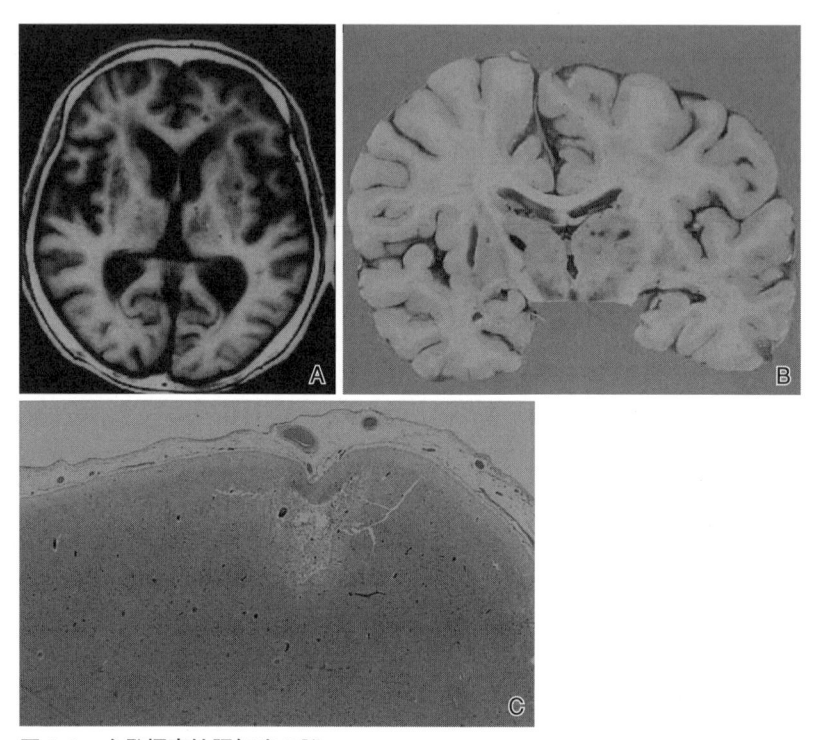

図 3-2 多発梗塞性認知症の脳
A：MRI T₁強調画像　B：脳前額断　C：小動脈血栓とその直下の皮質の微小梗塞

取れず，記憶障害もかなりあって認知症はあるが軽い。やや抑うつ的で病識は不十分。血管性認知症と診断して，脳循環改善薬などを投与して，眠前に少しミアンセリンなどを投与するとせん妄も改善しています。

　経過はよかったのですが，調子がよくなって半年ぐらいで本人が来なくなる。しばらく来なかったが，74歳のときに心筋梗塞を起こしある病院に入院しました。それは改善したのですが，再びせん妄が出て，われわれのところへまた来た。そのうちに認知症がもっと進行し心筋梗塞を起こして死亡したという経過で，TIA様の症状が2回ぐらいありましたが，明らかな大きな脳梗塞の発作はなくて，だんだん認知症の症状が出てきた。

それに人格変化が加わり，せん妄もあった。

MRI(図3-2A)では，T_1強調画像で，小さな低吸収域が大脳基底核にたくさんありますが，大脳の白質にもいくつかあると思われます。ということで，多発性の小梗塞が目立つという状態です。大きな梗塞はない。

SPECTで見ると一定のパターンはなくて，あちこちに血流の低下がある。

田邉 図3-2Bはこの方の脳の割面ですか。

小阪 そうです。大きな梗塞は全くありませんが，ごらんのように，被殻に少し大きなもの，小さなもの，視床に小さい出血があります。視床に小さな梗塞もあります。

田邉 被殻はやはり出血性の梗塞ですね。

小阪 これは出血性梗塞です。少し茶褐色調ですね。大脳白質もどうも変です。顕微鏡で見ると小梗塞があちこちにある。例えば，小さな血栓があってその下の皮質に小梗塞がある。顕微鏡で見ると(図3-2C)，大脳皮質にも白質にも微小梗塞が散在する多発性小梗塞です。

田邉 この人は感情失禁はあるが，仮性球麻痺的な症状はありましたか？

小阪 あまりはっきりしないうちに心筋梗塞で亡くなったので，そこまでは行かなかった。明らかな麻痺もないし。こういうのは少し診断が難しい。CTではっきりしないので，MRIで見ないと小梗塞が見つからない。多発梗塞性認知症という診断が若干難しいかもしれません。しかし，よく臨床を見て，既往歴を見れば大体診断はつく。

3. ビンスワンガー型認知症

　小阪　最後はビンスワンガー型認知症，ビンスワンガー脳症の症例です。1894年に，Binswanger が初めて記載しました。Binswanger の記載にもはっきりした顕微鏡所見がなく，肉眼所見が中心なので，この疾患概念についてはいろいろと議論があります。
　田邉　Otto Binswanger ですね。ドイツですか。
　小阪　ドイツ人だと思います。論文はドイツ語で書かれています。
　この症例も私が診た患者です。夜間せん妄が非常に目立って苦労した人で，86歳の男性です。奥さんと2人暮らしですが，75歳のときに朝起きてきたときに碁石がいっぱい見えると訴え，高血圧があり，ある病院に入院しました。その後もめまいがあり病院に数回入退院を繰り返しています。80歳の入院のときにせん妄が目立つようになり，退院させられた。まもなく歩行障害が出現，夜間せん妄も盛んに出る。奥さんに対して怒りっぽくなって，暴力行為があった。この人も東大出身のインテリなのですが，記憶もだんだん悪くなってきて，進行し，私がいたM病院に入院した。
　そのときは高血圧がありまして，それからパーキンソン症状もある。わかる面もあれば全くわからない面があるという，いわゆるまだら状認知症の状態で，感情失禁もあるし，夜間せん妄もあることから，血管性認知症と診断したのですが，だんだん認知症が進行していって，入院中ほとんど毎晩せん妄が目立って，いろいろなことをやったのですが，なかなかよくならない状況で，寝たきりで肺炎で亡くなった。経過が11年ぐらいですね。血管性認知症という診断はつけられるだろうとは思いますが，ビンスワンガー脳症というのはこれだけではなかなかわからないかもしれません。ところがCT（図3-3A）を見ると，昔のものなので解像度が悪いのです

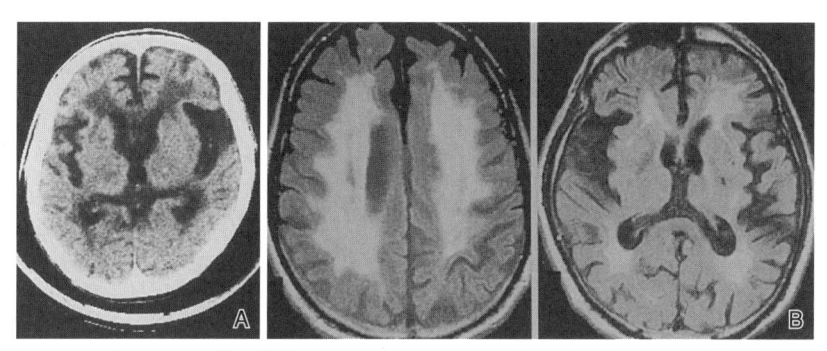

図3-3 ビンスワンガー脳症
A：CT像　B：MRI像(左；T_2強調画像，右；T_1強調画像)

が，特徴的なのは大脳白質にわりと境界鮮明に低吸収域が広がっている。MRIで見るともっとはっきりします。シルヴィウス裂も開いていますが，ほかのところにはあまり大した変化はない。大脳白質に強い変化があるので，ビンスワンガー脳症ではないかと臨床診断をした症例です。

図3-3Bは症例が違いますが，典型的なビンスワンガー脳症の場合のMRIのT_2強調画像です。広範に高信号域が大脳白質に広がっています。

図3-4Aは先ほどの亡くなった患者の脳です。表面的に見るとあまり変化がないのですが，割面で見るとどうでしょう。大脳白質が何となく蒼白で，少し「もやもや」とした感じがして，真っ白ではないですね。しかし明らかな梗塞はありません。海馬領域もわりと保たれていて，アルツハイマー病のような所見は全くない。動脈硬化は非常に目立ちました。

クリューバー・バレラ染色で見ますと(**図3-4B**)，ごらんのように，これは前頭葉から頭頂葉にかけた部分ですが，大脳白質に非常に広範な髄鞘の脱落が目立ちます。側頭葉にもある。後頭葉にもあります。しかもまだら状です。全体が均等に脱髄が起こるのではなくて，まだら状の髄鞘の脱落がある。顕微鏡で見ますと大脳の白質に小動脈の硬化像，いわゆる高血圧性の小動脈の硬化が目立つ。それでビンスワンガー脳症という診断が下るということですね。

以前はこれは病理学的にしか診断ができなかったのですが，最近は画像

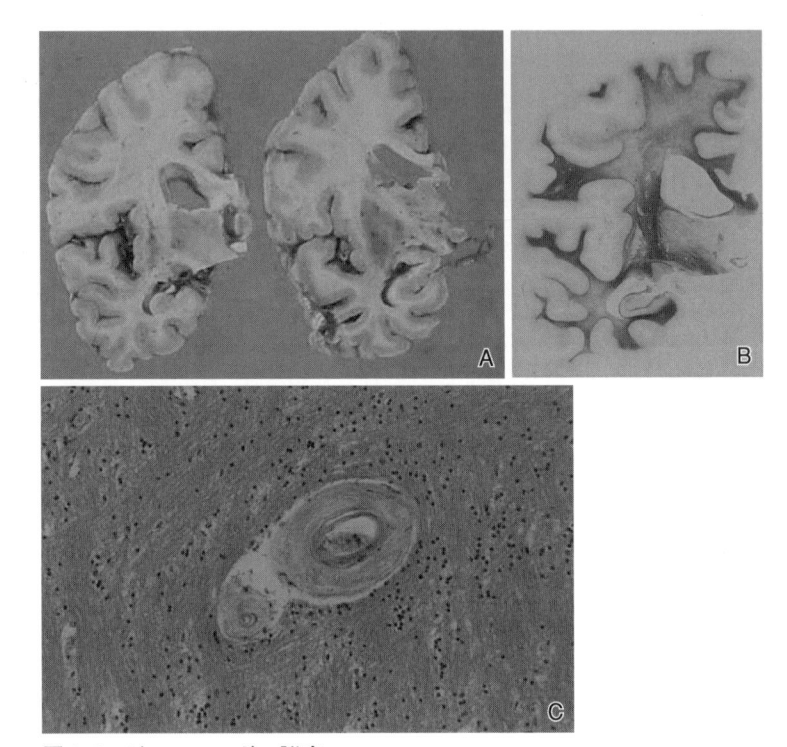

図 3-4　ビンスワンガー脳症
　A：脳前額断　B：クリューバー・バレラ染色　C：大脳白質の小動脈の硬化

が出てきたので診断ができるようになりました。過剰にビンスワンガー脳症と診断する傾向がみられるので，注意しないといけないと思います。

　高齢者になると，いわゆる無症候性脳梗塞が多い。小梗塞はありますが，明らかな臨床症状は出ていない。

　この無症候性というのは神経学的に所見がないという意味で使っているようで，本当は silent といった方がいいかもしれません。例えば，島根大の小林正泰先生のデータによると，年齢とともに小梗塞が増える。それから，空腹時血糖が高い人はそうでない人に比べると明らかに小梗塞が多い。血圧が高い人はない人に比べるとラクネが多くなる。よくいわれていますが，物忘れの自覚がある人はない人に比べると明らかにラクネが多

い。無症候性というのは問題で，精神医学的には全く無症候ではないので，silent infanct と言った方がいいかもしれません。

　血管性の認知症の危険因子ははっきりしているので，この危険因子を予防したり治療することによって減らすことができる。最近は生活習慣病に焦点が絞られているので，日本でも確かに減ってきています。以前ほどは血管性認知症は多くなくなってきていますね。特に精神科の外来ではほとんどみられません。血管性の認知症は数が少ない。病院ではもう少しみられるのですが認知症外来では少ない。

　田邉　日本では梗塞性の認知症が欧米と比べると多いと以前は言われていましたが，最近は食習慣が欧米化されて，脳出血や脳梗塞の状況が変わってきているみたいですね。

　小阪　食生活それから生活習慣が変化し欧米化する可能性はありますね。

4. 臨床が大事

　小阪　全体を通じて症例を提示して，画像を提示し，最後に病理像をお見せするかたちできましたが，症例によっては剖検をしないとうまく診断がつかないということもかなりあります。そういうこともあるので，病理解剖というのは非常に重要なことだと思いますが，日本は幸いそれでも世界的にはこういう臨床神経病理学が大事にされているほうです。それでも剖検率も大分減ってきている。その理由は，画像が非常に発展したので，臨床家が画像でわかってしまうという気になるからです。わざわざ剖検にまでいかないということも少なからずあると思います。しかし，やはり画像で見るのと脳病理そのものを見るのとかなり違いがあるから，これはという症例はできるだけ剖検を行ったほうがいいのではないかと思います。

　もうひとつは，神経病理学的に脳を検索して診断をすることは非常に重要ですが，そういうことが最近の若い人たちにはあまり受け入れられなくて，神経病理学といっても，もう少し早く結果がわかるような免疫染色を使用した研究などの傾向に進み，ゆっくりと脳を見て診断をする能力がだんだん低下していることもあります。これは世界的にもそういう傾向があり，もともと臨床神経病理学のメッカであったドイツはもっと悲惨な状態で，症例報告が大分減ってきたことは大きな問題です。

　田邉　ピック病の Lund と Manchester のグループが 1987 年と 1988 年に続いて報告していますが，日本では結構ピック病の報告はちゃんとあり，文献的にもずっと続いていたから，僕らはそれほど違和感がない。ところが非アルツハイマー型が出てきて注目されだした。Lund は別にしても，少なくとも Manchester の David Neary 教授などはやはり画像が出てきて，認知症の診断にそれをとり入れたのがひとつ大きいけれども，ピッ

ク病がある意味で欧米ともに忘れられていた．アメリカなどの教科書でもピック病とアルツハイマー病の鑑別が難しいとはっきり書いてあるものがあるので，皆がそう思っているという節があったけれども，最近はやっとそういうことはないということが知られるようになった．日本ではそういうことを書いているものはないですね．僕も Pick がいたプラハで講演して驚いたことは，ピック病を知らない人がいるということです．Lund とか Manchester とか改めて言いだしたときは，先生も違和感があったのではないですか．

小阪 1980 年代に Lund の Brun と Gustafson に会って話したことがあったのですが，彼らが非アルツハイマー型前頭変性症という名前をつけて報告したときに違和感があった．私も同じシンポジウムで話をしたときに，Gustafson に聞いたことがあります．われわれは見たことがないけれども，これはピック病で前頭葉中心に出てくるタイプではないのか，ピック病でもピック小体がないものもあるし，そういうものをいっているのではないかと聞いたら，彼はそれがそうだといっていた．そのときに，ああ，それではこれはピック病の前頭葉型で，われわれがいっている非定型ピック病でピック小体がないものの一部をいっているのかなと思ったのですよ．そういうふうに理解していたら，そのうち David Neary たちが今度は前頭葉型変性症という概念を提出した．ところが，病理については，きちっと書いたものは David Mann の病理報告しかないのです．その病理像を見るとピック病と違うんですよ．前頭葉の変化といっても軽い，また表層の海綿状態があって，ピック病のような強烈な変化はない．それを一緒にしてしまったから，これは一体どうなっているのだろうなということでかなり違和感を感じました．

田邉 あれは前頭葉の変性型というので，frontal lobe degeneration のタイプということに今はなっているけれども，あれの半数ぐらいは遺伝性があるけど，日本では家族性がないからやはり欧米特有のそれこそバイキングの血のもので，日本にはない可能性はありますね．

小阪 ただ，臨床を見ていると，確かにそう診断をしないとしょうがな

いかなというものはありますよね。経過を見ていると確かに前頭葉の萎縮は進む。ピック病みたいに極端に強くはない。認知症もそれほどひどい状態までいかない。家族性はまずない。しかも剖検にまでいかないものですから。

田邉　剖検に至ったものはないですね。

小阪　ないです。われわれもそういう前頭変性型のFTDを疑わせるものは臨床例で報告しているのですが，どうも剖検で確認したことはないので，ぜひともイギリスなどでそういう症例の標本を見せてほしいと思うぐらいです。それは私だけでなくて，池田研二先生，そういうことをやっている人はみんな，「いやあ，本当かなあ，見たいなあ」と思っていますよね。三山吉夫先生なども。だから欧米のは病気が違うのかもしれない。

田邉　でしょうね。もうひとつLundのほうからは，側頭葉優位型というか，semantic dementiaの報告はほとんどないんですね。あれも非常に奇異な感じがしていて，Gustafson教授と話をすると，やはり彼らは老年精神医学で脳血管障害などはほとんど診ていない。失語がわからないのです。やはり脳血管障害による失語が診られないと，いわゆる語義失語というかああいうものの特殊性というものはなかなかわからない。

それは日本でも一緒です。認知症の専門家といわれている人たちがほとんど語義失語の症例をアルツハイマー病としているから。僕に言わせると，診断があれぐらい容易なものはないのですけれども，失語があると僕たちは診られないという人たちが認知症をやっている人たちに多い。そういう症例は愛媛に多いようなことをいわれるけれども，決してそういうことはない。やはり僕が行ってからすでに50～60例愛媛で経験しているから，決してこの病気も少なくない，だからレビー小体型認知症よりは少ないかもわからないけれども，少なくともうちでは結構ある。

―――　田邉先生，以前プラハに講演に行かれたとき若い人もそれから教授の人もPickの存在や，名前を知らないとおっしゃっていたのが印象的でした。

田邉　僕はびっくりしましたね。Pickの話をしたら，プラハの教授は

Niemann-Pick のことをいっていたけれども，その Pick は違う人だということをいったらあまりにも失礼かなと思った．

──　若い研究者が昔のようにドイツ，フランスの古典の文献を読む力がなくて画像に行ってしまい，病理も手薄になってしまうと，画像オンリーということで大変心もとない感じがするのです．

小阪　若い人は特にドイツ語など読まなくなってしまった．古い文献はドイツ語で書いてあるものが多いから，古典に触れなくなってしまう．そうすると，意外な面を見落としているということはありますよね．

田邉　確かに古典をたずねるというのはもちろん大事ですが，ただ，単に古典を大事にするというだけではなしに，やはり今の臨床へ生かすということが大事で．

──　臨床が大事だということですね．2日間にわたり実のある「トーク」をお聞かせいただきありがとうございました．

田邉　日本ではわりあいよかったのは，井村恒郎先生が語義失語という報告をしたので理解しやすかった．恐らく最初井村先生が見たのは側頭葉優位型のピック病で，きれいな症例です．

ただそれ以降，語義失語として報告したものには，脳血管障害やヘルペス脳炎などいろいろな症例が入ってきて，恐らく彼のなかでごっちゃになったと思います．井村先生がもしも Pick の論文を読んでいたらすぐわかったに違いないけれども，恐らく第二次世界大戦の前の論文でなかなか文献が手に入らない．井村先生は Pick の失文法の論文は読んでいる．それでそのことは書いているけれども，1892年から何例かの側頭葉優位型のものは一切引用に出てこないから，恐らく診られなかったと思う．あそこで見ていたらもうすぐにそれだということになっていたのだろうと思うけれども．

小阪　本当にああいうものが本になるといいですね．

田邉　僕も卒業したてのころは昔の阪大の図書館へ行って，皆が触らない19世紀のものをもってきてコピーしたりしていたけれども，もう今そういうことをする人は残念ながらいないでしょうね．

小阪 いないね。

田邉 今回は先生とじかにクロストークができ，充実した時間をもててありがたく思っています。

和文索引

あ

アストロサイト　154,155,161,162
　── のタウ陽性　145
アナルトリー　30,109
　── の有無　31
アミロイドアンギオパチー　176
アミロイドカスケード仮説　27,103
アミロイド沈着　24,25
アルツハイマー　43
アルツハイマー化　4
アルツハイマー型認知症　78
　── の3D-SSP像　13
　── の診断と最新の染色法　25
　── の積極的臨床診断基準(小阪)　15
　── の病理　22
　── の分類　2
　── の臨床病期分類　5
アルツハイマー型老年認知症　6
　── のCT像　9
アルツハイマー病　2
　── と「老年痴呆」　3
　── の左右非対称性　36
　── の失語　19
　── の徘徊とピック病の周徊　137
アルツハイマー病最初の症例　3
アルツハイマー病らしさ　15,56
アンモン角硬化　105

い

異食　34,128
意味性認知症　30,42,61,62,119,139,163,188

池田研二　42,103,121,135,188
池田学　17,95,148
一過性脳虚血発作(TIA)　93
逸脱行為　157

う

ウェルニッケ野　19,153
運動ニューロン疾患　135
　── を伴う初老期認知症　131
運動ニューロン病の存在　132
運動野　153

え

エクソン10　140
エクソン10変異の症例　142

お

オリゴデンドログリア　155,161
小田雅也　173
大成潔　43
岡崎春雄　125

か

カダシル　176
ガリヤス染色　154
仮性作業　7,8,34
仮性対話　7,16,17
　── と仮性作業　16
仮面様顔貌　80
寡動　128
寡黙　128
画像診断の盲点　41

海馬　22,24
海馬傍回　22
鏡現象　16
感覚失語　19
感情失禁　182
緩徐進行性失語　33,61
観念失行　80

き

記銘力障害　54
球麻痺　157
嗅内皮質　22,40
筋固縮　69

く

クリューバー・バレラ染色　38,58,171
クロイツフェルト・ヤコブ病　78,172
グリア　25,66,146,161
　── とニューロンの関係　161
グリア系の異常　155
グリアタングル　150,155,158,160
グリアタングル型認知症　150
グリオーゼ　160
グルモース変性　160
　── とグリアタングルの出現　159
葛原茂樹　86
熊倉徹雄　17

け

ゲルストマン症候群　52
軽度認知障害(MCI)　14,19,20,26,105
傾眠(傾向)　170
血管性認知症の分類　176
健忘失語　17,19,98,149
幻視体験　72
限局性大脳皮質萎縮症　163

原発性失語と進行性失語　39
原発性進行性失語　39,61,63

こ

小刻み歩行　157
小股歩行　69
誤嚥　143
語間代の出現　48
語義失語　32,62,119,136,139,148,149,163,188,189
　── と意味性認知症　119
語義の障害　42
語健忘　42
語性錯語　40
語想起障害　31
口唇傾向　34,49
　── の出現　49
厚東篤生　87
高血圧　182
梗塞性認知症　176,177,179
構音障害　98,153
黒質　160

さ

作話(傾向)　6

し

19世紀ドイツの化学と染色法　111
シャイ・ドレーガー症候群　78
ジストニー　151
四丘体　160
四肢の筋固縮　171
肢節運動失行　155
視空間失認　17,80
視空間認知の障害　7
視床の変性　171
視床変性症　170,171,173
視床変性症例　164

歯状核　171
嗜銀球とタウ　110
嗜銀性グレイン　66
自殺企図　98
自発語　44
自発性の低下　44
失行　17, 19
失調性歩行　171
失語　19
失語症検査 WAB　61
『失語の症候学』　139
失文法　189
若年性認知症　147
周徊　137, 143
小脳歯状核　160
症候学の重要性　31
上位運動ニューロンの症状　122
上側頭回　36
情動失禁　179
神経原線維変化　26
神経原線維変化型認知症　92
神経原線維変化型老年認知症　102
　── の基　26
神経細胞の脱落　39, 46
神経心理の症状　19
神経突起の変性像　25
神経病理学の重要性　41
振戦　157
進行性核上性麻痺　66, 143
進行性孤立性健忘症　63
進行性後方大脳機能障害　63
進行性皮質下性グリオーシス　127
進行性非流暢性失語　30, 62, 163
人格の形骸化　15

す

錐体路・錐体外路症状　98
錐体路の変性の有無　121
髄液検査の可否　18

せ

セリフを覚えられない女優　48
せん妄　16
精神緩慢　69
接触性　98, 128
積極的臨床診断基準(小阪)　14
前頭型ピック病　112, 113, 131
前頭側頭型痴呆　61
前頭側頭型認知症　61, 106, 163
前頭側頭型認知症・パーキンソニズム　66
前頭側頭葉型のピック病　49
前頭側頭葉変性症　106, 139, 163
　── のコンセンサス　61
前頭葉型変性症の概念　187
前頭葉穹窿面の萎縮　46
前頭葉症状が目立つアルツハイマー病　44
前頭葉のクリューバ・バレラ髄鞘染色　116
前頭葉優位型ピック小体病の症例　107
前頭葉優位型ピック病　49, 149

そ

相貌失認の出現　60
相馬芳明　139
巣症状　80
側頭葉型ピック病　34, 36
側頭葉優位型のピック病　40
　── と語義失語　40
側脳室後角の拡大　55
側脳室
　── の拡大　157
　── の後角の拡大　57
側副溝　22

た

タウ　18,66,98,119
　――の遺伝子の構造と変異　140
タウ遺伝子の変異　140,141
タウ陽性アストロサイト　146
タングル　66
立ち去り行動　113,117
田邉敬貴　139
他人の手徴候　155
多系統変性症　171
多発梗塞性認知症の脳　180
滞続言語　119
大脳型レビー小体病(DLB)　81
　――のレビー小体の分布図　82
大脳基底核の uptake　73
大脳白質のびまん性の髄鞘の脱落　130
大脳辺縁系の傾病性　138
第17番染色体　140
第17番染色体に連鎖する前頭側頭型認知症・パーキンソニズム　140
髙尾昌樹　87
淡蒼球　157

ち

地誌的な見当識障害　80
着衣失行　17,80,128
超皮質性運動失語　31,153
超皮質性感覚失語　19,149
　――と健忘失語　32

つ

土谷邦裕　82
『妻を帽子とまちがえた男』　60

て・と

抵抗感　18
伝導失語　19,30
取り繕い　6,7,8,98

な・に

中野今治　135
ニューロン　161

の

脳幹の病変　160
脳血管性認知症　176
脳重量　46

は

ハンチントン病　164,165,167
　――の人格障害　168
　――の認知症　169
　――の病理像　166
ハンチントン舞踏病　164
バビンスキー反射　143
バリント症候群　52,60
パーキンソニズム　72
パーキンソン・認知症コンプレックス(PD complex)　92
パーキンソン症状　67
パーキンソン病　80
パトクリーゼ　138
徘徊　137
白質　157
　――のグリオーシス　131
白質性認知症　128
発話量　31

ひ

ビルショウスキー　25
ビンスワンガー型血管性認知症　176
ビンスワンガー型認知症　182
ビンスワンガー脳症　176
ピック球　163
ピック小体　42, 112, 163
　── の分布と臨床症状　112
ピック小体病の症例　107
ピック小体様の封入体　146
ピック病　24, 31, 49, 66, 98, 106
　── とピック小体を伴わない非定型
　　ピック病　118
　── の概念　118
　── の周囲　137
　── の側頭葉優位型　40
　── の非対称性　36
　── の歴史　117
ピック病様の前頭側頭葉萎縮が目立つ
　アルツハイマー病　48
びまん性新皮質型のレビー小体型認知
　症症例　68
びまん性レビー小体症の通常型と純粋
　型　78
皮質下性認知症　85, 167
皮質下性認知症候群　169
皮質基底核変性症　66, 150
　── の症例　150
皮質性認知症　80
非アルツハイマー型変性認知症　66
　── の分類（小阪）　66
非定型のアルツハイマー病剖検　33
非定型ピック病　116, 121
被害妄想　55
被殻　167
尾状核　116, 166, 167
病理解剖　43
病理にとって必要な臨床　42
平野朝雄　92, 125

ふ

ブローカ44野　153
ブローカ野　153, 156
ブロモクリプチン　80
プリオン　173
不精　112
封入体　155
復唱　19

へ

ヘルペス脳炎　138
辺縁系神経原線維変化認知症　92, 100, 102
変性疾患による失語症　61

ほ

ホルツァー染色　110, 111, 154, 171
ボジアン染色　25, 111
歩行障害　182
暴力行為　182

ま

マイネルト基底核　27
　── と後部帯状回　27
慢性進行性の神経精神疾患　67

み

ミオクローヌス　18
三山吉夫　131, 188
道順障害　137

む・め

無為・無力　112
無関心　128

無言　44
無症候性　184
無動無言　171
目黒謙一　105

も

モーターニューロン病　135
網様体　160, 171
　――の病変　173
物盗られ妄想　6, 17, 55
物忘れ　8

や・ゆ・よ

山田正仁　102
ユビキチン　73, 74, 77, 110, 119
吉田哲雄　113

り・る

力動性失語　31
流暢性失語　30
了解障害　42
臨床病理の衰退　124

ルイ体　160

れ

レビー小体型認知症(DLB)　66, 67
　――の臨床診断基準(1996年)　71
　――のアルツハイマー型症例　77
　――の診断基準　71
　――の臨床診断基準・改訂版(2005年)　72
レビー小体と疾患　74
レビー小体病　67, 81
　――の分類　83
レビー小体病剖検例の内訳(小阪)　84
レボドパ　79, 157

ろ

ロゴクロニー　48
老人性脳萎縮　162
老人斑　24, 25, 46
老年痴呆　2, 4
「老年痴呆」という用語　4
弄便　34

欧文索引

その他

3リピートタウ 145
4リピートタウ 145
α-シヌクレイン 73,74,77,110,126,127

A

Aβ 25,98
── の免疫染色 25
Aβ1-42 18
AD with NFT-only 102
akinetic mutism 171
alien hand syndrome 155
ALS dementia 131
Alzheimer A 3,117
Alzheimer-gefühl 15
Alzheimérization 4,5
Alzheimer's disease 2
Ammonshornsklerose 105
anarthria 30
Apolipo E$_4$ 18
apraxia of speech 30
── の混乱 30
argyrophilic grain dementia 66
astrocytic plaque 154,155,158
atypical AD 102

B

Babinski 反射 118
ballooned neuron 140
Bancher 102
Bielschowski 25

Binswanger O 182
Bodian 25
Braak 83
── の staging 26
bradikinesia 156
bradyphrenia 69,156
Brun A 148,187

C

CADASIL 176
CAG リピート 164,165
CBD 146,150,154,155
cerebral type 81
Choreopathie 168
Choreopathy 168
Choreophrenie 168
coiled body 155,159
Constantinidis 153
corticobasal degeneration(CBD) 125,154
corticodentatonigral degeneration 150
Cummings 125

D

De Ajuriaguerra 5
definite 13
démence sénile 4
dementia lacking distinctive findings 122
dentatorubral-pallidoluysia atrophy (DRPLA) 164
Dickson 105,125

"Diffuse Lewy body disease in Japan" 78
DLB；dementia with Lewy bodies 66,67,71
—— の移行型 81,83
—— の新皮質型 81,84
—— の大脳型 83
—— の脳幹型 81,83,84
—— の辺縁型 81
DLBD；diffuse Lewy body disease 71,80
—— のびまん型 83
—— の純粋型 78-80
—— の通常型 (common form) 78,79
—— の通常型と純粋型 79
DNTC 94,128,146
—— の症例 92
—— の(臨床)診断基準 97
DSM-IV 13
dynamic aphasia 31
dysphasia 98

F

Fischer 4
frontal lobe degeneration のタイプ 187
frontal variant 61
frontotemporal lobar degeneration (FTLD) 106,139,163
frontotemporal dementia-parkinsonism linked to chromosome 17 140
frontotemporal dementia (FTD) 61,163
—— とパーキンソニズム 140
—— の診断基準 137
—— の診断的特徴 136
—— and Pick's disease 60

FTDP-17 140
—— の tauopathy の病理所見 145
—— のタウ遺伝子変異 141

G

Gans 117
Garcia 173
Gegenhalten 18
ghost tangle 112
Gibb 150
glial thread 155
going my way 46,157
Graff-Radford 42
grain dementia 146
Gustafson 147,187,188

H

Halliday 86
Hallock 169
Hatton 146
HE染色 111
hippocanpal sclerosis 105
Hodges J 42,148
Huntington G 164
hypofrontotemporality 98

I

ICD-10 13
inflated neuron 155

J

Jellinger 102

K

Kehrer 168
Kertesz A 60, 148
Klüver-Barrera 38, 58, 171
Kraepelin 3, 4, 43

L

L-Dopa 27
lacking distinctive findings 122
late paraphrenia 56
lead-pipe 様の筋固縮 143
leukodystrophy 128
Lewy body disease 67, 81
limbic neurofibrillary tangle dementia 100
LNTD 100
―― の症例 98
―― の側脳室の下角の拡大 100
―― の臨床的特徴 103
Lund 61, 147, 148, 186, 187, 188
Lund-Manchester group の FTD 概念 106

M

Manchester グループの前頭側頭葉変性症 62
McHugh 167
MCI 14, 19, 20, 26, 105
―― の診断をめぐる対立 21
―― の分類 20
Mehraein 118
Mesulam M 39, 61, 62, 148
MIBG 心筋シンチ 73
mild cognitive impairment(MCI) 19
Miller B 125, 148
mini-mental state examination 14

Mirra 102
mirror sign 16
MND 135
motor neron disease 135
―― の存在 132

N

Nancy Wechsler 169
Neary 137, 139, 146, 148, 186, 187
neocortical type 81
Neumann 54, 127
―― と Cohn 127
NFT-predominant form of SDAT 102
Niemann-Pick 189
NINCDS-ADRDA 13, 61
―― の診断基準 13
―― の治療診断基準 14
―― の臨床診断基準 12
Nissl と Alzheimer 111
non-Alzheimer degenerative dimentias 66

O

Olszewski 156
Onari & Spatz 117, 118, 163
―― の研究 116
one year rule 84, 85
oral tendency 34, 49, 93

P

Panse 168
Pasquier 61
Pathoklise 138
PDD(Parkinson's disease with dementia) 80, 85
―― と DLB 83
―― という用語 86

PDコンプレックス 92
Petersen 105
Piaget 17
Pick A 43,91,116,117,162
Pick body disease 42,163
Pogacar 39
posterior cortical atrophy 52,54, 56,57,59
presenile dementia with MND 131
primary progressive aphasia 39,61
—— without dementia 39
probable AD の診断 14
probable DLB 71
progressive isolated amnesia 63
progressive non-fluent aphasia (PA) 30,163
progressive posterior cerebral dysfunction 63
progressive subcortical gliosis; PSG 127
pseudo-dialogue 17
PSG 130
PSP 143,146,156
—— の tuft-shaped astrocyte 158
PSP 症例 156
pure form DLBD 78-80

R

Ramón y Cajal 161
Reisberg 20
REM sleep behaviour disorder (RBD) 72
REM 睡眠時 72
reticular formation 171
Richardson 156
roaming 137

S

Sacks O 60
Schulmann 173
semantic dementia; SD 30,42,61, 62,119,139,163,188
senile dementia 102
—— of neurtofibrillary tangle type 102
senile Demenz 3,4
Shy-Drager syndrome (SDS) 78
signe du miroir 16
silent infanct 185
Simchowicz 4
simple senile dementia 104
slowly progressive aphasia without dementia 62
Snowden J 31
Spatz 43,163
splice site 140,141
Spoerri 17
Steele 156
subcortical dementia syndrome 169

T

tangle only dementia 104
tau 18
tauopathy 119,120
tauopathy, ubiquitinopathy と病理診断の境界 119
tauopathy の 3 リピート 146
temporal variant 61
thalamus degeneration 170
Tissot 5
—— の Constantinidis 153
transcortical motor aphasia 153
type of Alzheimer's disease 102

U

ubiquitinopathy 119, 120
ubiquitin 73, 74, 77, 110, 119
Ulrich 102, 104

W

WAIS-R 言語性 IQ 69
Weintraub 62
Wernicke 162
western aphasia battery 61

『神経心理学コレクション』

シリーズ編集

山鳥　重　神戸学院大学教授
彦坂興秀　National Institute of Health (Chief, Section of Neuronal Networks Laboratory of Sensorimotor Research)
河村　満　昭和大学教授
田邉敬貴　愛媛大学教授

［既刊］〔定価(本体価格＋税5％)〕
山鳥　重・河村　満　「神経心理学の挑戦」(¥3,150)
田邉敬貴　「痴呆の症候学」(ハイブリッド CD-ROM 付)(¥4,515)
岩村吉晃　「タッチ」(¥3,675)
岡本　保(訳)　「表情を解剖する」(¥4,200)
山鳥　重　「記憶の神経心理学」(¥2,730)
川島隆太　「高次機能のブレインイメージング」
　　　　(ハイブリッド CD-ROM 付)(¥5,460)
彦坂興秀・山鳥　重・河村　満　「眼と精神」(¥3,150)
相馬芳明・田邉敬貴　「失語の症候学」
　　　　(ハイブリッド CD-ROM 付)(¥4,515)
入來篤史　「*Homo faber* 道具を使うサル」(¥3,150)
目黒謙一　「痴呆の臨床」
　　　　(CDR 判定用ワークシート解説)(¥2,940)
岡本　保(訳)　「手」(¥3,780)
酒田英夫・山鳥　重・河村　満・田邉敬貴　「頭頂葉」(¥3,990)

［続刊予定］高橋伸佳　「街を歩く神経心理学」
　　　　　河村　満　「失行と行為障害」